儿童癫痫问与答

主　编：马　融　张喜莲

副主编：戎　萍　刘　璇

编　委：（以姓氏笔画为序）

王　伟　朴　香　李　瑞　李瑞本

杨晓帅　陈海鹏　邵　琳　焦　媛

路岩莉　潘桂赟　魏　娟

全国百佳图书出版单位

中国中医药出版社

·北　京·

图书在版编目（CIP）数据

儿童癫痫问与答/马融，张喜莲主编.—北京：
中国中医药出版社，2024.1
ISBN 978-7-5132-8359-5

Ⅰ.①儿… Ⅱ.①马… ②张… Ⅲ.①小儿疾病—癫
痫—防治—问题解答 Ⅳ.① R748-44

中国国家版本馆 CIP 数据核字（2023）第 171293 号

中国中医药出版社出版

北京经济技术开发区科创十三街 31 号院二区 8 号楼
邮政编码 100176
传真 010-64405721
保定市中画美凯印刷有限公司印刷
各地新华书店经销

开本 880×1230 1/32 印张 5.75 字数 128 千字
2024 年 1 月第 1 版 2024 年 1 月第 1 次印刷
书号 ISBN 978－7－5132－8359－5

定价 49.00 元
网址 www.cptcm.com

服务热线 010-64405510
购书热线 010-89535836
维权打假 010-64405753

微信服务号 zgzyycbs
微商城网址 https://kdt.im/LIdUGr
官方微博 http://e.weibo.com/cptcm
天猫旗舰店网址 https://zgzyycbs.tmall.com

如有印装质量问题请与本社出版部联系（010-64405510）
版权专有 侵权必究

前言

    癫痫（epilepsy，EP）是由多种原因引起的慢性脑系疾病，被列入世界卫生组织全球重点防治的五大神经精神疾病之一。全世界约有5000万人患有癫痫，我国的癫痫患病率为4‰~7‰，每年新发病患者约有40万。儿童和青少年时期是癫痫的高发期，小于18岁的癫痫患者占全部癫痫患者的60%以上。癫痫对患儿的生活、学习及未来的工作、婚姻、生育都可能产生一些不良影响，不仅给患者及其家庭带来了较大的精神压力，同时也增加了个人和社会的经济负担。因此，加强癫痫的防控具有重要的意义。

    在癫痫的防控工作中，提高患儿、家长以及社会公众对癫痫的认识，对于配合医生规范诊治、提高癫痫的控制率、降低复发率及减少社会对癫痫患儿的误解与歧视、提高患儿的生活质量均具有重要的意义。为此，本书立足医学科普的角度，基于编者多年的临床经验，将患儿及家属关心和困惑的123个问题归纳分为基础、治疗及调护三类，在查阅大量文献、指南及专家共识的基础上，采用问答的形式，以科学且通俗易懂的语言进行了详细的解答，使读者更容易理解与接受。希望通过这部科普书，能够使患者更好地认识癫痫这个疾病，正确就医、遵守医嘱、规范治疗，并做好自我保护；家属能够了解相关知识，调整好心态和情绪，建立良好的家庭氛围，做好对患儿的监督管理及日常身心调护，实际参与到对癫痫防控的过程中；广大公众能够正确认识癫痫，减少对患儿的误解与歧视，积极创造一个良好的社会环境，使癫痫患儿不但回归健康，还要真正地回归社会。

此外，还需特别说明的是，书中所列的治疗方法及药物必须在医生的指导下应用，不可自行使用，以免贻误治疗或发生不良反应。

最后，感谢各位编委的努力与辛苦付出，希望广大癫痫患儿及家属、公众朋友能从中受益，也希望各位读者能给予中肯的评价和建议，以便将来再版时进一步修订与完善。

马融　张喜莲

2023年5月20日

目录

治疗篇

调护篇

基础篇

癫痫究竟是一种什么样的病

很多人认为，"癫痫就是抽风，就是羊角风"。的确，抽风或羊角风是癫痫常见的发作症状，但并不是所有的癫痫患儿都会出现这些症状。有的患儿发作时仅有感觉、行为或精神的异常，并无肢体抽搐。那么究竟什么是癫痫呢？西医认为，癫痫是脑神经元过度放电而导致的反复性、发作性中枢神经系统功能失常，可表现为短暂的运动、感觉、意识、精神及自主神经功能障碍。这个定义概括了癫痫症状的复杂性，并指出了癫痫的两个基本特征，即反复性和发作性。所谓反复性，是指患儿在第1次发作后，间隔一段时间后会出现第2次、第3次发作，甚至多次发作。即使是最常见的抽搐，如果只发生1次，不具备反复性，是不能诊断为癫痫的。所谓发作性，是指症状突然出现，突然终止。例如，有些患儿行走或吃饭时突然倒地抽搐，过一段时间后又恢复正常；还有一些以腹痛为主要表现的癫痫患儿，在玩得正高兴时突然剧烈腹痛、啼哭不止或倒地不起，几分钟或几十分钟后腹痛完全消失，又继续玩耍。不论癫痫的症状多么复杂，都具备反复性和发作性两个特征，这也是诊断癫痫的重要依据。

2 癫痫的发病情况及重要影响

　　癫痫在任何年龄阶段、地区或种族人群中均有发病，其中，儿童的发病率较高。曾有报道指出，不同种族癫痫的发病率不同，如美国黑色人种儿童癫痫的发病率高于白色人种儿童。但也有学者认为，社会经济和医疗水平的不同与癫痫的发病率有相关性。据联合国统计，不同类型国家的癫痫患病率有所不同，发达国家为5‰，发展中国家为7.2‰，而不发达国家则为11.2‰。我国的一些调查结果也支持该观点，即在经济不太发达、医疗保健水平较低的农村，癫痫的患病率高于城市。

　　癫痫对个人、家庭乃至社会都可能产生严重的负面影响。第一，癫痫的反复发作不但给患儿造成了巨大的生理和心理上的伤害，而且给整个家庭带来沉重的精神负担，影响患儿和家庭的生活质量。第二，长期抗癫痫药物治疗，尤其是难治性癫痫，给家庭及社会带来沉重的经济负担。第三，社会上存在一些对癫痫患儿的误解和歧视，可能会导致患儿未来的教育、就业、婚姻、生育等一系列问题，给患儿及家庭造成严重的心理负担。因此，癫痫不仅是医疗问题，更是重要的社会问题。

3 癫痫真的是一种罕见病吗

　　癫痫是一种古老的疾病，文字记载可以追溯到2500年前的古希腊。那时科技不发达，人们会把解释不了的事情归于"鬼神"，所以把癫痫和恶魔联系起来，认为它是一种"邪恶"的疾病。因此整个中世纪，人们都给癫痫发作赋予了神秘的宗教色彩。

　　据世界卫生组织估计，全球大约有5000万的癫痫患者。国内流行病学资料显示，我国癫痫"终生患病率"在4‰～7‰。近年来，国内外学者更加重视活动性癫痫的患病率，即在最近某段时间（1或2年）内仍有发作的癫痫病例数与同期平均人口之比。我国活动性癫痫患病率为4.6‰，年发病率在30/10万左右。据此估算，我国有600万左右的活动性癫痫患者，同时每年有40万左右的新发癫痫患者。在全部癫痫患者中，18岁以下的儿童约占2/3。从以上这些数字可以看出，癫痫并非罕见病，而是一种常见疾病。

4 为什么癫痫在儿童中比较常见

儿童癫痫的患病率为成人的10~15倍，其中70%~80%患儿经过抗癫痫药物的规范治疗，癫痫发作能得到有效控制，但20%~30%患儿仍反复发作，发展成难治性癫痫，甚至在儿童期死亡或发作延续至成年。癫痫在儿童中常见的发病原因如下：

第一，儿童的大脑正处于生长发育的过程中，神经系统功能尚未健全，具有不稳定性和脆弱性，对外界环境的刺激更为敏感，所以癫痫发作多见于儿童。

第二，各种原因导致的脑损伤，大都集中在儿童阶段出现症状，例如，以癫痫为首发或主要症状的遗传/代谢病、先天性脑发育异常或畸形、围产期造成的脑损伤等。

第三，癫痫患儿如果在儿童期能够得到有效治疗，到成人阶段癫痫已基本控制，不再发作，这也是儿童癫痫的患病率比成人高的原因之一。

5 古代中医是如何认识癫痫的

　　癫痫相当于中医的"痫证"。我国现存最早的医学专著《五十二病方》"婴儿病痫方"中曾记载："痫者，身热而数惊，颈脊强而腹大。"文中对其发作的症状进行了简单的描述，同时还记载了采用"雷丸药浴"治疗小儿癫痫。到了战国至秦汉时期，癫、痫、痉、狂等病的界限不清，《灵枢·癫狂》言："癫疾始生，先不乐，头重痛，视举目，赤甚作极已。"《素问·宣明五气》云："邪入于阳则狂……搏阳则为癫疾。"至隋唐时期，痫始与痉分开，《诸病源候论·小儿杂病诸候》将本病名之曰痫，称"痫者小儿病也。十岁已上为癫，十岁已下为痫"，并指出了治疗的不同。《太平圣惠方·治小儿癫痫诸方》最早将癫、痫合为一个病名，指出"夫小儿癫痫者，由风邪热毒，伤于手少阴之经故也"。《太平惠民和剂局方·治小儿诸疾》则将惊风、痫证分开论治，指出"返魂丹，治小儿诸风癫痫，潮发瘈疭，口眼相引，项背强直，牙关紧急，目睛上视……速宜服之"。明清以后对癫痫的病名无争论，更多强调癫痫分类的细化。

　　关于癫痫的病因，《素问·奇病论》指出胎中受惊是引起癫痫发作的病因，称为胎病，"此得之在母腹中时，其母有所大惊，气上而不下，精气并居，故令子发为癫疾也"。唐宋时期认为风、惊、食为主因，《诸病源候论·小儿杂病诸候》说："风痫者，因衣厚汗出，而风入为之；惊痫者，因惊怖大啼乃发；食痫者，因乳哺不节所成。然小儿气血微弱，易为伤动，因此三种，变作诸痫。"《备急千金要方·少小婴孺方上》则强调外风为主，言："凡小儿所以得风痫者，缘衣暖汗出，风因入也。"明清时期的认识更加全面，《医宗金鉴·痫证门》将小儿癫痫分为阴痫、阳痫、惊痫、热痫、痰痫、食痫、风痫七型，更加强调"痰"和"瘀血"两种病理因素，并且对"正虚"的病机认识更加深入。

6 中医说的"惊痫""风痫""食痫"是什么

隋代巢元方《诸病源候论·小儿杂病诸候》中最先提出"癫痫",并按其病因和症状的不同分为"惊痫""风痫""食痫"。

惊痫：因受到惊吓而发病。对于惊吓，中医有先天之惊与后天之惊之说。先天之惊是指胎中受惊，孕母受惊而影响胎儿；后天之惊是指患儿出生后受惊，因惊动风，发为抽搐。患儿临床发作时常有惊叫、急啼、惊惕不安，甚至神昏、抽搐等表现。

风痫：常由高热、神昏、抽风反复发作而来，儿童最常见的是热性惊厥反复发作引起的癫痫，中医称之为"惊风三发便为痫"。此型多由外感风热或其他内伤因素引起肝风内动，导致癫痫发作，临床表现以"动风"为主，见频繁抽搐、颈项强直、两目上视、牙关紧闭等，可伴神昏。与西医强直-阵挛性发作、强直性发作、阵挛性发作等类似。

食痫：本病由于患儿饮食不当或饮食不节所致。此类癫痫患儿在发作前有胃脘胀满、脘腹疼痛或呕逆等先兆，神昏、抽搐发作后缓解。也有的患儿不发生抽搐，主要表现为胃脘疼痛难忍，服用止痛药无效，但服用抗癫痫药后腹痛消失。

7 抽搐一定是癫痫发作吗，癫痫发作一定抽搐吗

很多人认为出现抽搐就一定是患了癫痫，其实不然。癫痫发作可以出现抽搐的症状，但许多出现抽搐发作的疾病，例如颅内感染或损伤、热性惊厥、癔症、中毒、低血糖、低血钙等，都与癫痫无关。抽搐仅是这些疾病过程中可能出现的一种临床症状，且会随着原发疾病的好转而消失，并不具备癫痫反复发作和长期慢性的基本特征，所以不能诊断为癫痫。

癫痫临床表现复杂多样，抽搐、神昏只是典型的表现之一，临床还可见愣神、突然跌倒、幻视、腹痛、头痛等多种症状。

所以抽搐发作不一定都是癫痫，而癫痫发作也不一定都有抽搐。

8 哪些因素可诱发癫痫

　　凡是能造成癫痫发作阈值一过性降低而导致癫痫发作的因素，可称之为诱发（或促发）因素。日常生活中癫痫的诱发因素有以下几种：

　　（1）发热：发热是诱发儿童癫痫的主要因素之一，尤其易引发Dravet综合征（婴儿严重肌阵挛癫痫）。

　　（2）感觉性因素：如视觉刺激（光、电视、手机）、听觉刺激（巨响、某些音乐）及嗅觉刺激、味觉刺激等均可能诱发癫痫。如闪光会诱发肌阵挛发作。若患儿只在特定的诱因刺激下才发作，则属于反射性癫痫。

　　（3）内分泌因素：女性患者月经期内分泌失调以及各种一过性代谢紊乱，可能诱发癫痫。如大发作常在青春期或月经初潮时开始，失神发作可在青春期转为大发作。

　　（4）精神因素：某些患儿可因精神过度兴奋、激动、紧张，强烈的情感刺激，如愤怒、悲伤、焦虑、恐惧等，或者突然受到惊吓而诱发癫痫。有时看到或想到以上诱发因素也可能会引起癫痫。

　　（5）其他因素：过度换气、疲劳、睡眠不足、喝浓茶、饮酒、饮食不当、药物因素等都会诱发癫痫。如过度换气容易诱发失神发作；过度疲劳容易导致各种癫痫发作；饮酒可促使全面性强直-阵挛发作和肌阵挛发作；突然减停抗癫痫药物，可能诱发癫痫，甚至导致癫痫持续状态。

　　癫痫患儿及其家长注意避免以上诱发因素，在很大程度上可以降低癫痫发作的频率。

9 西医对癫痫病因是如何认识的

　　导致癫痫发病的原因有很多，西医将癫痫的病因分为六大类：遗传性、结构性、代谢性、免疫性、感染性及病因不明性。①遗传性：随着基因技术的发展，人们对癫痫的遗传学病因认识也越来越深刻。癫痫遗传学病因主要有四种表现形式：单基因遗传性癫痫、多基因遗传性癫痫、遗传性多系统疾病中的癫痫、细胞（染色体）遗传异常所致的癫痫。大部分癫痫遗传学的分子机制为离子通道或相关分子的结构、功能的改变，如Dravet综合征、遗传性癫痫伴高热惊厥附加症、神经皮肤综合征等。②结构性：如脑回畸形、胼胝体发育不全、灰质异位症、先天性脑积水、产伤（在生产时脑部挫伤，出现水肿、出血等）、脑外伤、脑瘫、脑囊肿、脑肿瘤等引起的癫痫。③代谢性：如低血糖、低血钙等代谢性疾病引起的癫痫。④免疫性：如自身免疫性脑炎引起的癫痫。⑤感染性：如细菌、病毒、真菌及寄生虫引起的孕期宫内感染或患儿颅内感染引起的癫痫。⑥病因不明性：查不出明确原因的一类癫痫。

　　需要引起重视的是，多项研究表明，孕妇妊娠中毒症、精神创伤、腹部外伤、接受放射线、服用药物、接触有害化学物质以及感染性疾病，胎儿分娩时产前助产、吸引产，产后窒息、吸入性肺炎等因素，都可能增加患病的风险，因此加强孕期保健、采取正确的分娩方式及产后预防调护是避免或减少癫痫发生的有力措施。

10 中医对癫痫病因是如何认识的

中医认为癫痫的病因包括先天因素、后天因素及诱发因素。

（1）先天因素

主要责之于胎禀不足、胎产损伤和胎中受惊。如父母体弱多病致患儿禀赋不足；或父母素有痫疾，遗传于患儿；或孕期调护失宜，或早产、难产等胎产损伤，或母亲孕期受惊吓等因素均可影响胎儿，致其禀赋不足或先天受损，肾精不足，若有所犯，则气机逆乱，引发痫病。

（2）后天因素

①痰浊内伏：中医认为痰与癫痫关系最为密切。小儿脾常不足，若饮食喂养不当或其他疾病影响，脾胃受损，运化失常，可致水聚为痰；小儿肾常虚，若胎产、他病因素使脑髓受损，肾精亏虚，可致水泛为痰。痰浊阻滞脏腑气机升降之路，使阴阳之气不相顺接，痰浊上逆，蒙蔽清窍，从而发生癫痫。

②惊风频发：外感温热疫毒之邪，化热化火，生风生痰，痰热风火交结，发为惊风。惊风反复频发，可进一步发展为癫痫。儿童最常见的是热性惊厥反复发作转为癫痫。

③暴受惊恐：小儿元气未充，神气怯弱，平素痰浊内伏，若突然看见异物，或听到异常声音，或不小心摔倒，受到惊吓，可致气机逆乱，痰随气逆，蒙蔽清窍，阻滞经络，发为癫痫。

④瘀血阻络：若小儿生产时受伤或颅脑外伤，均可致血络受损，瘀浊停积，阻滞经络，蒙蔽清窍，发为癫痫。

（3）诱发因素

如前所述，如发热、疲劳、睡眠不足、过度换气、精神刺激、饮食不当、视听觉刺激等因素均可致气机逆乱，触动伏痰，痰随气逆，发为癫痫或促使癫痫反复发作。

11 癫痫发作前可有哪些先兆

癫痫患儿每次发作前，常有一系列固定的身体不适的症状，每当出现这些症状，癫痫随即发作，遂将这些症状称为发作先兆。癫痫的发作先兆包括很多种：①躯体感觉性先兆，如刺痛、麻木、眩晕、上腹部不适、感觉缺失等异常感觉。②视觉性先兆，包括看见运动或静止的光点、火星、彩色亮点或黑点等。③听觉性先兆，包括听到铃声、鸟叫、虫叫、机器声或耳鸣等。④嗅觉性先兆，包括闻到烧焦的橡皮味、腥味、硫酸等刺鼻难闻的气味。⑤味觉性先兆，口中有特殊不舒适的味道，如苦、酸、咸、甜、腻等。⑥情绪性先兆，包括发作前出现焦虑、烦躁、不安、压抑、心慌、惊恐等，其中，恐惧是最常见的一种。⑦精神性先兆，包括发作前出现错觉、幻觉及其他场景，常见似曾相识感和生疏感。

12 了解癫痫先兆有什么意义

    了解癫痫先兆有着极其重要的临床意义，详细向医生介绍先兆症状对诊断非常重要。

    首先，有助于癫痫病灶的定位。先兆往往反映了部分发作皮质功能区的活化放电，所以先兆可以帮助判断异常放电的脑区。例如顶叶癫痫多有躯体感觉先兆，如一侧肢体麻木；颞叶癫痫多有听觉、情绪及上腹不适等先兆，如肚子有股气向上冲，多来源于大脑颞叶内侧的异常放电；枕叶癫痫多有视觉先兆等。

    其次，了解癫痫发作先兆可以提前预知癫痫发作，及时做好应对措施。出现癫痫先兆后，可嘱患儿侧卧，用扁平硬物放置于上下磨牙之间以防患儿不慎咬舌，家长也可更仔细地观察患儿发作的时间及发作时的表现，也可提前使用镇静止痉药以避免癫痫发作，尽可能降低发作带来的伤害。

13 家长需要了解的癫痫发作形式

　　癫痫是一种发作性疾病，患者在不发作的时候和正常人没什么区别，只有在发病的时候才表现出异常。不同类型的癫痫发作形式不同，选用的药物也不同。根据发作形式来选择不同的抗癫痫药是主要用药原则。所以，了解发作形式可以指导制定治疗方案。

　　但癫痫患者，尤其是儿童，不知道自己在发作时有哪些表现，医生在看病时也很少有机会亲眼见到患儿的发作情况，这就需要靠家长或者周围的人提供病史。有些家长在患儿发作时，只顾着急了，对孩子的发作情况反而没有仔细观察，这就使医生在判断发作类型时缺少了依据。癫痫的发作类型基本分为两种，一种是全面性发作（又称为全身性发作、弥漫性发作、广泛性发作），另一种称为部分性发作（又称为局灶性发作、局限性发作、局部性发作）。

　　判断是什么发作，主要根据发作时的表现及脑电图结果，所以家长一定要仔细观察患儿发作时的表现。在患儿发作时，要注意抽搐的部位，看是面部、上肢还是下肢。如果是一侧面部抽搐，或仅仅是一侧手脚抽搐，常为部分性发作；如果从一开始就是四肢抽搐，多为全面性发作。其中还要注意发作最先开始的部位，如是从一侧嘴角开始抽搐，然后发展到同一侧的肢体抽搐，最后全身抽搐，这种发作称为局灶性发作泛化为全面性发作。随着人们生活水平的提高，很多家庭有摄像机，或有可录像式手机，如能将发作的情况录下来，提供给医生观看，对发作形式的判断将会有很大帮助。

家长还要了解患儿在发作时有没有意识丧失。如果发作时意识丧失，对外界没有反应，这可能是全面性发作；如果在发作时孩子有反应，或者患儿在发作时不能说话，但发作后说"我能听见你们说话，但我说不出来"，这些属于意识没有丧失，是部分性发作的表现。如果孩子在发作开始时极度恐惧，大喊大叫扑到家长怀中，随后出现全身抽搐，也属于部分性发作（又称为复杂部分性发作）。

诊断是全面性发作或部分性发作，还可以通过脑电图结果来判断。全面性发作脑电图异常表现为双侧半球同时放电，而部分性发作的脑电图只表现为局部异常。

14 什么是部分性发作

　　癫痫部分性发作也称局灶性发作，是指在癫痫发作刚开始时，异常放电起源于大脑某一局部神经元，而不是同时起源于两侧大脑半球。发作时，症状常常局限于躯体的某个部分，也可转化为全身性发作。大脑局部性病变都可能引起部分性发作，如脑脓肿、脑肿瘤、脑中风等。

　　部分性发作根据发作时是否有意识障碍分两类，无意识障碍者称为单纯部分性发作，有意识障碍者称为复杂部分性发作。复杂部分性发作最常见于高级神经功能障碍，患者可出现行为异常（如自动症）。

　　部分性发作的预后主要取决于病因是否得到根除。这类癫痫患儿虽然对药物治疗具有抵抗性，但经过3～5年的治疗之后，其缓解率可达40%～50%，特别是只有一种发作形式的患者预后更好，其缓解率可达65%及以上。儿童良性局灶性癫痫是各类型癫痫中预后最好的，85%的患者在青春期之前可停止发作，80%以上的患者在14岁之前发作缓解，有1%～2%的患者未来可能发展成大发作，极少转变为其他发作类型。

15 什么是单纯部分性发作

　　单纯部分性发作是没有意识障碍的部分性发作，也是患者本人能够感知并可解释给他人的一种发作类型。单纯部分性发作持续时间较短，一般不超过1分钟，起始和结束均较突然。常因产伤、脑炎、脑外伤、脑瘤和脑血管疾病等器质性病变引起发作。出现单纯部分性发作后，如果癫痫放电扩散传到其他脑区，则可能出现其他发作方式，如复杂部分发作及继发全面性大发作。

16 什么是复杂部分性发作

　　复杂部分性发作又称为精神运动性发作。病灶多在颞叶，所以又称为颞叶（癫痫）发作。临床主要以阵发性精神症状、意识障碍和自动症为突出表现。

　　患儿可出现活动突然停止，双眼凝视，意识障碍，面无表情，发作持续数分钟至数小时。有的患儿发作突然，在意识不清的情况下，出现一些无目的的动作、不合时宜的语言或行为，如舔唇、咂嘴、咀嚼、流涎、行走、奔跑、爬高、抚摸衣扣、胡言乱语、傻笑、狂笑等，这种发作形式称为自动症。发作间期，脑电图往往为单侧或双侧不同步病灶，通常位于颞或额区。

　　一般情况下，复杂部分性发作每次持续半分钟至 2 分钟，随后患儿会表现出意识模糊或疲乏状态，有时数小时后才能完全恢复正常。当然，有时复杂部分性发作会继发全面性发作，如全身大发作，这种情况下完全恢复可能需要更长的时间。

17 什么是全面性发作

全面性发作也称为全身性发作，指癫痫异常放电在发作初期就同时累及了双侧大脑半球，发作症状及脑电图变化均表现为双侧性。全面性发作是临床上常见的一种发作类型，患者发作时通常伴有意识障碍，但有些全身性发作持续时间太短，无法判断有无意识障碍。临床包括失神发作、不典型失神发作、强直-阵挛发作、阵挛发作、强直发作、肌阵挛发作、失张力发作等多种形式。

18 什么是继发全面性发作

　　继发全面性发作指的是在一次发作中，开始表现为部分性发作，随后紧接着出现全面性发作，如全身强直-阵挛性发作。此类癫痫发作是由于大脑局部的放电扩散到整个大脑而出现的全面性发作。如果没有观察到发作的初始过程，而在全面性发作时才被注意到，常会被误认为是原发性的，最终可能造成药物的选择不当。

　　继发全面性发作的临床表现多种多样。可能是单纯部分性发作继发全面性发作，如患者最初看到眼前有闪光，随后双眼上视，牙关紧闭，四肢抽搐，持续2～3分钟后停止；也可能是单纯部分性发作进展成复杂部分性发作，然后继发全面性发作，如患者先感觉到胃部不适，随后发生意识障碍，呼之不应，双手好像在摸索东西，最后倒在地上全身抽搐；还有一种情况是复杂部分性发作继发全面性发作，此类型患者发作开始即有意识障碍，随后发生全身抽搐。

19 什么是癫痫大发作

癫痫大发作也称为强直-阵挛性发作，是全身性发作中最常见的发作类型，临床以全身抽搐、意识丧失为特征。本类型癫痫可在任何年龄发生，但以婴儿和少年时期最为常见。大发作可以是继发性的，由中枢神经系统疾病及其他系统疾病（代谢异常、低血钠、肝肾功能不全等）引发，也可以是原发性的，无明显致病原因。

总的来说，没有明显脑损伤的大发作预后较好，其缓解率为85%～90%；外伤性癫痫预后也相对较好；有器质性脑损伤及病理性神经系统体征的大发作预后差，缓解率为40%～45%。

⑳ 什么是失神发作

　　失神发作是一种非惊厥性的癫痫发作，临床表现为突然的意识障碍，中断正在进行的活动，茫然呆视，可能有双眼上翻。若患儿正在说话，说话会变慢或中断；若正在走路，会突然站立不动、呆若木鸡；若正在进食，会在往口里送食物的中途突然停止。此时，与之说话无反应，发作持续数秒至数十秒后突然恢复，继续发作前正在进行的动作，无发作后意识障碍，患儿往往意识不到曾经历过发作，或仅感觉脑子中曾有一段"空白"期。失神发作可单纯地表现为意识障碍，发作时也可同时伴有轻微的阵挛，或失张力，或强直，或自动症等表现。

　　儿童失神发作的预后良好，绝大多数患儿在青少年时期都有缓解乃至消失。本类型发作有自发缓解的倾向，易被抗癫痫药物控制。单纯失神发作伴有典型的每秒3Hz棘慢复合波患者，是各类癫痫中预后最好的，且5～10岁发病者比晚发病者预后好。约25%的患者到15岁会停止失神发作，至20岁有50%的患者停止发作，30岁有75%的患者停止发作。若失神发作持续到30岁，则会长期维持下去。该病若不及时治疗，青春期后常合并或演变为大发作或精神运动性发作，且发病年龄越大，以后出现其他发作形式的可能性也越大，极少数（少于10%）患者会留下轻微智力障碍。因此，尽早控制癫痫发作，还是很有必要的。

21 什么是强直－阵挛性发作

强直－阵挛性发作又称为大发作，属于人们常说的"羊癫疯"，是癫痫中常见的一种发作形式。发作前没有先兆，任何时间、地点都可能发生。发作时患儿会突然意识丧失，全身肌肉收缩，躯干和四肢僵硬、摔倒。由于呼吸肌的突然收缩，患儿会发出一声吼叫，随后呼吸停止，面部青紫，双眼睁大，眼球向上斜视，表情令人恐惧。发作时，由于咀嚼肌收缩，下颌突然闭合，有时会咬破嘴唇或咬伤舌头，这个时期称为强直期，一般持续几秒至十几秒后，肌肉张力逐渐降低而进入阵挛期。阵挛表现为四肢猛烈地有节律地屈曲收缩，一下接一下，此时呼吸也开始恢复，出现口吐白沫，若舌头或嘴唇被咬破，则可出现口吐血沫。阵挛时间一般持续半分钟或更长，然后抽搐减慢直至逐渐停止，全身肌肉放松。

在强直期和阵挛期，患者心率增快，血压升高，瞳孔散大，汗液、唾液及气管分泌物增加，有时还会出现尿失禁，但大便失禁的情况很少见到。

抽搐停止后，患者有一段意识不太清楚的时期，随后进入深度睡眠状态，醒后往往感觉头痛或疲劳，然后一切恢复正常。

　　有些患者只在睡眠中发作，还有约1/3的患者在清醒时发作，另有一些患者在清醒及入睡时均可发生。

　　儿童强直-阵挛性发作往往表现得不典型，发作常常没有一个完整的过程，有时以强直为主，有时以阵挛为主，特别是经过抗癫痫药物治疗而发作未被完全控制住的患儿，发作时的表现更不典型。

22 什么是强直性发作

　　强直性发作表现为突然意识丧失，全身肌肉僵硬并强烈地收缩，躯干和四肢固定在某个姿势，持续5～20秒。

　　婴儿发作时往往表现为头、颈后仰，躯干极度伸直，医学上将其称为"角弓反张"。大孩子发作时可表现为突然躯干前屈，全身用力，头微仰或转向一侧；眼睛睁大，有时两眼斜视，瞳孔散大；两肩上抬，双臂屈曲，双手握拳。此时由于呼吸肌收缩，呼吸暂停，脸色潮红转为青紫；吞咽动作停止，口中唾液流出；身体呈前倾姿势，身体重心前移，不能维持平衡而向前摔倒。

　　强直性发作后，患儿反应略有迟钝，但持续时间很短，1～2秒后恢复正常。发作持续时间长的患儿，发作后伴有疲倦感。

23 什么是肌阵挛性发作

　　肌阵挛性发作属于全面性发作，可在任何年龄发生，也是儿童和青少年时期较为常见的癫痫发作形式。发作突然，持续时间短，多在1秒以内，每天发作数次至数十次。常表现为身体某个部位突然、快速、有力地抽动，可遍及局部（面部、躯干或四肢）或全身。

　　肌阵挛发作的表现可以很剧烈，例如胳膊突然抽动一下，手中物体有可能掉落，如果发生在下肢，站立时可能突然倒在地上；也会有比较轻微的表现，类似震颤，眼睑肌阵挛可以表现为快速的眨眼动作。脑电图在发作期表现为多棘波或多棘慢复合波。肌阵挛发作可能是患者的唯一发作类型，也可能与其他类型的发作形式同时存在。

　　肌阵挛性癫痫多为遗传性疾病，可有家族遗传史，任何年龄段的人都可能发生肌阵挛。不同肌阵挛发作的预后也不尽相同，婴儿良性肌阵挛癫痫预后较好，青少年肌阵挛癫痫的预后一般，婴儿重症肌阵挛癫痫及进行性肌阵挛癫痫预后很差，婴儿早期肌阵挛性脑病的预后不良，多数早期死亡，很少活到2岁。肌阵挛发作约有60%的患者可通过药物治疗获得满意的疗效。发作末期可出现明显的智力障碍和脑萎缩。若没有出现脑损伤，一般来说预后尚可，伴有脑部病变者往往难以控制发作。

24 什么是失张力发作

    失张力发作又称为"站立不能发作"，是小儿时期常见的一种癫痫类型，多集中在2~5岁发病，有家族遗传倾向，男孩较女孩多2倍，发育大多正常。本病起病突然，没有先兆，发作时肌张力突然降低，猛然倒地，轻者只有头下垂或一侧肢体下垂，发作持续时间很短，多在数秒至1分钟，随即可恢复正常。脑电图为多棘慢复合波，发作时还可见低电压。

    失张力发作结束后，患儿很快恢复意识，一般不会造成器质性损伤，预后相对较好。但如果癫痫持续状态经常发作，则预后较差，后期患者可出现强直发作。由于癫痫的失张力发作相比其他发作类型比较少见，而且发作时间一般较短，患者的主要表现是肌肉忽然丧失张力，但并不一定会跌倒或抽搐，所以容易被人们忽视，当出现这种情况时也要及时服药或者进行其他的治疗。

25 什么是癫痫综合征

在临床上我们发现，某些癫痫患者具有几乎相同的症状、体征、脑电图表现和相似的结局，于是就将这些在特定的年龄、病因和诱发条件下，临床症状和脑电图特征相对固定并组合在一起出现的癫痫称为癫痫综合征。

目前，许多癫痫综合征的发病具有年龄依赖性，也就是说在某个年龄段内才会发病，或者在某个年龄段内最多见。从某些综合征的命名上就可以看出这一点，如婴儿痉挛症多发生于婴儿期、儿童失神癫痫多发于学龄期儿童、少年肌阵挛癫痫常见于青少年等。

㉖ 什么是小儿良性癫痫

　　不少疾病都有良恶性之分，虽然没有恶性癫痫的叫法，但有些小儿癫痫却被称为良性癫痫。小儿良性癫痫是发生在儿童时期的一种预后良好的癫痫综合征。本病在学龄期儿童癫痫中的比例占15%～25%，是一种比较常见的癫痫类型。患儿第一次发病年龄多为2～13岁，最多见于5～10岁。男孩发病略多于女孩。此病的发作时间与睡眠有密切联系，往往在患儿入睡后不久或早上醒来前后发作，有时午睡时也可发生，少数患儿在白天清醒时也可发作。本病的发病与遗传有关，大约30%的患儿有癫痫家族史；患儿的兄弟姐妹中，15%可患有此病，19%可以有脑电图改变，但没有临床发作。

　　本病主要表现为口角抽搐逐渐发展为同侧肢体抽搐，随后发展为全身肌肉抽搐，发作时意识未丧失。每个患儿的发作次数不一，有的可能只发作1～2次，或者一年发作1～2次，但有的患儿发作则会比较频繁。患儿脑内无器质性病变，颅脑电子计算机断层扫描（CT）及核磁共振（MRI）检查均正常，神经系统体征检查也正常，患病后孩子的智力发育并不受影响，有些患儿的学习成绩也很好，而且随着年龄的增长，发作次数越来越少，到17岁时可停止发作，这种病称为良性癫痫。

27 小儿良性癫痫需要治疗吗

　　小儿良性癫痫预后较好，即便不进行治疗，到青春期以后也有自愈的可能性。此类癫痫包括多种发作类型，如良性家族性婴儿抽搐、良性肌阵挛癫痫、良性婴儿抽搐、良性中央区癫痫及良性枕叶癫痫等。虽然以上发作类型各异，但共同特点是患儿的智力发育不受影响，抗癫痫药物治疗能完全控制发作，到青春期后可以自愈，且无后遗症。

　　虽然小儿良性癫痫大部分会自行缓解，但这并不意味着无须治疗。因为儿童处于发育期，正是学习的黄金时期，反复的脑部异常放电会造成神经细胞损伤或凋亡，导致脑功能发育障碍，患儿可能会出现记忆力下降、注意力不集中、智力下降、情绪波动大或社交能力降低等问题。所以，家长不要抱有侥幸心理，还是应该及时带患儿接受正规的治疗，只要遵照医嘱按时服药，小儿良性癫痫大部分会痊愈。

28 什么是难治性癫痫

目前大部分癫痫患者在接受正规的抗癫痫药物治疗后，癫痫发作可得到控制，但仍有约 1/4 的癫痫患者即使规范服用抗癫痫药物，却对药物不敏感，发作仍难以控制，称之为难治性癫痫。难治性癫痫的定义尚未完全统一，国内较为公认的定义是指频繁的癫痫发作，在接受 2 种及以上一线抗癫痫药物的正规治疗后，血药浓度维持在有效范围内，无严重的药物不良反应，至少观察 2 年，发作仍不能控制，并且影响患者的日常生活，同时无进行性中枢神经系统疾病或占位性病变。但随着新的抗癫痫药或治疗方法的不断出现，很多难治性癫痫可能不再难治。

已被实践证实属于难治性癫痫及癫痫综合征的主要有婴儿早发性肌阵挛性脑病、婴儿痉挛症、婴儿严重肌阵挛癫痫、大田原综合征、颞叶内侧癫痫、斯特奇 – 韦伯（Sturge–Weber）综合征、伦诺克斯 – 加斯托（Lennox–Gastaut）综合征和某些类型的肌阵挛性癫痫综合征等。

29 什么是婴儿痉挛症

　　婴儿痉挛症是婴儿期最常见的一种癫痫综合征。早在1841年，一位名叫West的英国儿科医生的儿子得了该病，但当时他不认识此病，于是写信给英国著名的医学杂志《柳叶刀》，非常详细地描述了该病的发作情况和治疗经过，求教于当时医学界的同行们，但没有得到满意的答复。此后100年间，虽然陆续有一些零散的病例报道，但对本病的描述都没有West医生的记录那么详细完善，于是，后人就以他的姓氏来命名本病，即West综合征。

　　本病多在孩子出生后2岁以内发病，3~8个月为高发年龄。该病是一种由不同病因引起的癫痫性脑病，2/3的患儿伴有脑损伤，各种先天性大脑发育畸形、宫内感染、出生时难产窒息等都可能引起本病，但也有大约15%的患儿找不到任何的病因。

　　婴儿痉挛症发作时主要表现为频繁而短暂的点头运动，躯干、四肢的屈曲运动呈现类似"拥抱"的姿态，并常伴有意识障碍。每次发作持续数秒钟，多成"串"发作，每"串"数次至数百次不等，每天发作数"串"至数十"串"不等。发病后婴儿大多出现不同程度的精神运动功能减退，

80%～90%的患儿伴有其他中枢神经系统合并症，例如智力低下、瘫痪等，有些伴有视力或听力障碍，所以本病的预后非常不好。

治疗本病的方法和其他类型癫痫治疗方法并不一样，除应用一般抗癫痫药物外，有时要合并使用激素，例如肾上腺皮质激素（ACTH）或泼尼松。生酮饮食对部分患儿有效，也可考虑手术治疗。

30 什么是癫痫持续状态

癫痫持续状态（status epilepticus，SE）是以持续的癫痫发作并可能造成神经系统甚至多脏器损伤为特征的儿童神经系统危重症之一，年发病率为17/10万～23/10万。2015年国际抗癫痫联盟（International League Against Epilepsy，ILAE）将SE定义为持久的痫性发作且可能造成长期损伤的状态：①强直阵挛性发作超过5分钟；②伴意识障碍的局灶性发作超过10分钟；③失神性发作超过15分钟。

引起癫痫持续状态的原因有很多，最常见的原因是抗癫痫药物突然减量服用或停用。而在新生儿时期引起癫痫持续状态的原因可能与产伤、重度窒息或先天性大脑发育畸形有关。婴幼儿和儿童时期引起癫痫持续状态的常见原因是各种脑炎、脑膜炎或神经系统感染等。另外，颅内肿瘤、脑囊虫病和脑外伤也是引起癫痫持续状态的常见原因。

出现癫痫持续状态的患儿，需及时治疗。应尽快用药终止发作，注意患儿体温、脉搏、血压的变化，保持呼吸道通畅。

31 什么是月经性癫痫

　　在过去几十年中，人们发现约1/3的女性癫痫患儿进入青春期后出现发作加重，考虑与生理期密切相关，并存在一定的规律性，医学界称之为月经性癫痫。生理期的哪些时间段易诱发癫痫呢？医学界的专家们根据其发作时间不同将月经性癫痫分为三型：①月经期月经性癫痫：发作时间集中于月经来潮前后。②排卵期月经性癫痫：发作时间集中于排卵期前后。③黄体功能不全型月经性癫痫：在黄体功能不全的月经周期，癫痫发作的频率增加。此外，有患者在月经前出现手足肿胀和体重增加，这种体内水钠潴留的情况，也可能是月经期癫痫发作的病因之一。

32 青春期会使癫痫发作加重吗

　　青春期是儿童期至成年期的过渡时期，体格、性征、内分泌及心理等方面都发生了巨大变化，面临着生理、心理及社会方面诸多问题，如第二性征的发育、逆反心理及社会适应能力不足等。对于青春期前起病的癫痫，随着青春期的开始，有的可能好转，有的可能恶化。如小儿失神性癫痫和儿童良性部分性癫痫在青春期可以明显好转或停止发作；原发性全身强直-阵挛性癫痫在青春期随着生长加速而加重，然后随着生长速度的减慢而改善或停止；颞叶癫痫在青春期常因行为问题而复杂化；女性患儿月经来潮时，原有的强直-阵挛性发作次数增加，也有少数癫痫患儿仅在月经前后发作，称为月经性癫痫。另外，有些癫痫在青春期起病，如青少年失神性癫痫、青少年肌阵挛性癫痫、青春期良性部分性癫痫、原发性全身强直-阵挛性癫痫、光敏感性癫痫、原发性脑瘤引起的癫痫等。

33 青春期癫痫患儿会有哪些特殊问题

青春期癫痫患儿既要面对青春期的困扰，还要面对癫痫带来的诸多不便，这就加重了患儿的心理负担，容易造成一些特殊的问题。有研究表明，在癫痫发作得到控制以后，患儿仍会伴随诸多社会心理问题，如教育受限制、公众歧视、社会偏见、缺乏归属感、性格改变等。多数青春期癫痫患儿，存在家庭成员或患儿本身对症状关注程度高、家长对患儿过度保护的情况，患儿也认为自己得了严重的疾病，沉浸在疾病受害者的情绪当中，心理行为较同龄人比较滞后；而且由于青春期年龄特点，患儿易出现多种内心或现实的冲突，缺乏健康感和安全感，易产生责他和逆反心理，如与父母关系紧张、情绪管理困难等问题，严重影响家庭生活质量。长期服用药物，还会造成患儿的认知功能下降，出现自卑、行为退缩、羞耻感、生存质量下降等问题。因此，对于青春期癫痫患儿，应重视心理治疗，改善患儿的心理状况，促进患儿身心康复。

34 西医诊断癫痫的步骤

　　家长如果怀疑孩子得了癫痫，一定要到专科医院诊治。诊断癫痫大体分为四个步骤：①明确是否是癫痫发作；②如果是癫痫发作，要确定发作类型；③探究发作的原因（病因）；④寻找发作的诱因。流程如下图。

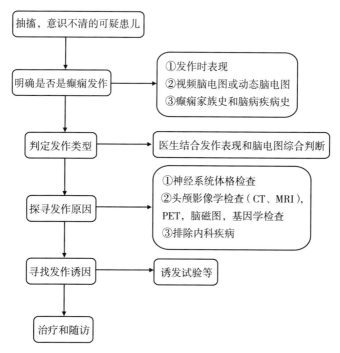

癫痫诊断流程图

35 脑电图在癫痫诊断中的重要性

脑电图是癫痫发作的重要诊断依据，随着脑电图技术的不断发展，涌现出了许多新的技术和方法。如采用24小时动态脑电图及视频脑电图等，脑电图痫性异常放电的检出率大大提高，癫痫病灶的定位更加准确。脑电图检查对于诊断癫痫、确定癫痫的发作类型、寻找癫痫的病灶、判断药物疗效和决定是否可以减药停药等具有重要的意义，因此在诊断及治疗过程中会多次复查脑电图。这种检查不会对大脑产生任何的干扰或刺激，亦不会对身体造成任何伤害。

脑电图检查对癫痫的诊断和治疗具有重要的意义，但以下几点需要大家注意。

（1）脑电图检查正常的患儿并不能排除癫痫。据统计约有80%的癫痫患者的脑电图检查可见不同程度的异常表现，约有20%的癫痫患者即使反复检查脑电图，其结果仍正常，故脑电图正常者也不能完全排除癫痫的诊断，必须结合临床症状来综合判定。

（2）脑电图检查异常者不一定就是癫痫。大约0.2%的正常人和10%以上的偏头痛患者可以出现痫样放电，而且还有许多非癫痫性的抽搐，如低血糖、低血钙，在抽搐后的短时间内，脑电图也可能出现异常甚至痫样放电，但它们并不属于癫痫。因此，脑电图结果出现异常，不一定就是得了癫痫，必须结合临床症状才能诊断。

另外，脑电图不需要经常复查，有的家长希望1～2个月就复查1次，一般情况下没有这个必要。癫痫是一种慢性病，如果发作症状没有特殊变化，半年复查1次就可以；如果病情有变化，可根据病情及时复查。

36 CT、MRI、PET、SPECT、MEG等检查有什么意义

癫痫都是有病因的。其中，部分癫痫患儿可以找到明确的脑内病变，常见的原因有脑外伤、脑部感染、脑畸形、脑皮质发育不良、灰质异位等。头颅CT和MRI是目前最常用的头颅影像学检查方法，可以有效地发现患儿的脑部病变，从而明确癫痫病因，进一步帮助临床医生区分癫痫发作是原发性还是继发性的。

PET指正电子发射断层扫描技术，SPECT指单光子发射计算机断层扫描技术，它们主要是为了检查脑部代谢的情况。癫痫的发生是脑细胞的异常放电，而这种放电会造成脑细胞的代谢紊乱，部分癫痫患者发作期病灶部位的代谢明显增加，呈放射性浓聚区，而发作间期病灶部位代谢减少，呈低代谢区。PET和SPECT检查能够非常有效地发现脑细胞放电区域的代谢情况，是定位癫痫病灶、鉴别癫痫种类乃至判断治疗效果的良好辅助检查手段。相对SPECT而言，PET检查的准确性和敏感性更高，但价格昂贵，使得PET检查很难应用于所有癫痫患者。所以，通过脑电图、颅脑MRI或者其他检查能够明确病因或判定癫痫病位的患者，暂时不考虑做

PET或SPECT检查。

MEG指脑磁图，这个名词对于国内大部分患者来说比较陌生，它是一种新的检查设备。大脑活动其实是电活动，而电活动是能够产生磁场的，人脑周围的这种磁场就称为脑磁场。但是这种磁场很微弱，需要通过特殊设备记录下来。脑磁图就可以反映脑的磁场变化，这与脑电图反映脑的电场变化不同。脑磁图对脑部损伤的定位诊断比脑电图更为准确，图像也清晰易辨。而且，脑磁图可以通过分析软件将脑磁图定位的数据与头颅MRI融合。然而，检查脑磁图的价格非常昂贵，国内拥有这种设备的医院为数不多，因此也限制了该检查方法的应用。

癫痫患儿有必要做神经心理的评估吗

据相关资料报道，30%～40%的癫痫患者存在认知功能的损害，主要表现为感知受损，注意力下降，记忆障碍，抽象概括、思维推理、计划判断、计算能力、词汇表达能力的减退。此外，癫痫长期反复发作，会引起精神及心理的一些问题，如抑郁、焦虑、自我评价过低、烦躁、挫折感、无助感、强迫、固执、情绪不稳等，严重者会影响患儿的学习、工作和生活质量，并给家庭和社会带来沉重的负担，所以癫痫患儿有必要做神经心理的评估。

38 哪种癫痫患儿应该做基因检测

有些癫痫的发生与遗传因素或基因突变有关，尤其一些癫痫综合征，例如良性家族性新生儿惊厥、常染色体显性遗传夜间发作额叶癫痫、家族性颞叶癫痫、儿童良性癫痫伴中央-颞区棘波、儿童失神癫痫、热性惊厥附加综合征等都找到了突变的基因位点。对于这部分患儿来说，基因检测有助于疾病诊断，甚至能够预测下一代的发病风险。但对于脑部结构明显异常的患儿来说，基因检测诊断的意义就不那么重要了。因此，是否采用基因检测，必须建立在临床医生对患儿全面评估的基础上。然而，即便需要基因检测，患儿的临床症状和脑电图改变，仍是必不可少的诊断依据。因为，有些患儿的基因检测结果虽然异常，但并不发病，这可能因为患儿为不完全显性基因或隐性基因携带者，也可能是非致病性改变造成的。所以，医生一定要综合患儿的病史、临床症状和其他辅助检查共同诊断，以免造成家长不必要的担心。

39 癫痫应与哪些疾病鉴别

癫痫是一种发作性疾病，在儿童时期有许多症状也表现为发作性，这些症状常被误认为是癫痫发作，尤其是脑电图检查结果为异常时就更容易被误诊为癫痫。

癫痫需要和以下疾病进行鉴别：如晕厥、偏头痛、癔症、睡眠障碍（包括夜惊、梦魇、夜游等）、夜间睡眠肌阵挛、多发性抽搐症、交叉擦腿动作（又称情感性擦腿动作、婴儿手淫等）、屏气发作（又称愤怒惊厥）、非癫痫性强直发作等。

鉴别方法主要靠详细的病史，家长应客观地描述患儿发作时的表现，必要时做脑电图明确诊断。

晕厥与癫痫发作的区别

当孩子突然"晕倒"时，家长很担心，或许会害怕自己的孩子是癫痫发作。那么，晕倒和癫痫有什么区别呢？

"晕倒"在医学上被称为"晕厥"。引起小儿晕厥的原因有很多，如突然的精神刺激、惊吓、疼痛、低血糖或脑缺氧等，均可引起晕厥。晕厥在年龄稍大的孩子中比较多见。有的患儿把晕厥前的表现描述为"开始眼前发黑，随后什么都不知道了"，并且伴有面色苍白、出冷汗、意识丧失，数分钟后恢复正常或略感疲劳。根据医学病理学理论，晕厥为突然短暂的可逆性意识丧失，并伴有肌张力降低或消失，由脑部血灌注量突然减少引起，并随着脑血流的恢复而正常。因此，晕厥与癫痫发作的不同表现如下：

（1）可因精神紧张、疼痛刺激等诱发晕厥，发作前驱时间较长。

（2）晕厥于站立位或坐位多见。

（3）晕厥时皮肤苍白，且不伴有尿失禁和舌咬伤，发作后没有意识模糊和自动症。

（4）晕厥者脑电图大多表现正常。

偏头痛与癫痫的区别

偏头痛和癫痫都是神经系统常见的慢性发作性疾病，两者在临床表现、发作特点以及治疗上均有相似之处，同时在遗传、神经电生理学和脑内相关网络上有着密切的联系，故而两者伴发的概率较高。目前认为，这两种疾病都是大脑兴奋性增高引起的，二者的区别在于脑电图改变和发作特点。偏头痛具有以下特点：

（1）表现为头部或头的局部剧烈疼痛，常伴有恶心、呕吐，发作前可有先兆，例如失语、逐渐扩展的麻木和偏瘫等。

（2）发作时间较长，可持续几小时或几天。

（3）少见意识丧失、精神记忆障碍。

（4）脑电图基本正常。

42 癔症与癫痫的区别

癔症是一种很常见的精神障碍，症状多种多样，用现在广泛流行的一个词形容为"歇斯底里"。癔症的临床表现在于夸大性、缺乏真实感和过分表演化，症状复杂多样且不恒定。由于癔症患儿可以出现抽搐、意识障碍等表现，与癫痫的一些发作表现非常相似，所以很容易混淆。因为儿童的思维、感情均较为单纯，故发病较少，症状也较成人简单。

小儿癔症性与癫痫的区别主要有以下几点：

（1）小儿癔症多见于年长儿，与精神因素关系密切。

（2）癔症性抽搐杂乱且无规律，不伴有意识丧失和二便失禁。

（3）癔症性昏厥缓慢倒下，并不受伤，面色无改变，瞳孔反射正常，发作后能回忆。

（4）癔症性发作与周围环境有关，常在引人注目的时间、地点发作，周围有人时发作会加重。

（5）暗示疗法可终止癔症性发作。

（6）癔症发作时脑电图正常。

43 睡眠与癫痫有什么关系

睡眠与癫痫相互影响。癫痫发作对睡眠结构、睡眠效率等具有显著的影响，同样睡眠周期也影响癫痫的发作。睡眠相关性癫痫是指那些在睡眠期发作或睡眠期间更容易发作的癫痫。无论是何种原因所致的癫痫，不规律的睡眠－觉醒周期或睡眠不足等睡眠障碍，都可能成为睡眠相关性癫痫的诱发因素。

由于睡眠障碍能够降低癫痫发作的阈值，可使癫痫发作的次数增加，因此当癫痫患儿存在睡眠障碍时，应当进行必要的药物治疗。同时，癫痫患儿伴有睡眠障碍时，家长除积极治疗癫痫以外，还要在医生的指导下权衡利弊，选用既针对孩子发作类型又对睡眠影响小的抗癫痫药物，并给予患儿睡眠干预。主要方法如下：

（1）创造良好的睡眠环境，改善卧室环境，如灯光、卧具等。

（2）制定作息时间，提高睡眠效率。

（3）帮助孩子建立规律的睡眠习惯，避免晨昏颠倒，家长要以身作则，不要熬夜，尽可能养成良好的睡眠习惯。

（4）采取正确的睡眠方式，如坚持分床睡、不要抱着玩具入睡等；采取正确的睡眠姿势，最好养成仰卧位或侧卧位的睡姿，尽可能避免俯卧位特别是脸趴在枕头上睡觉的姿势。

（5）睡前避免过度兴奋，如看刺激的动画片、故事书，玩游戏，或进食刺激性食物等，睡前可喝热牛奶，用热水泡脚等。

（6）加强锻炼与行为矫正，增强体质，改变不良的睡眠习惯。

44 夜惊、梦魇、梦游等异常行为是癫痫发作吗

　　夜惊、梦魇、梦游等属于睡眠障碍的范畴，多发生在睡眠期间或者睡眠–清醒转换期间。发作时意识多不清楚，发作包含运动、行为等内容。由于很多类型的癫痫发作也容易在睡眠期间发病，同样表现为运动、意识障碍等，如睡眠期间发生的强直–阵挛性发作、某些额叶起源的发作等，睡眠障碍易被误诊为癫痫发作。睡眠障碍多出现于非快速动眼睡眠的Ⅲ、Ⅳ期和快速动眼睡眠期，而癫痫发作多出现于非快速动眼睡眠Ⅰ、Ⅱ期，因此，录像–睡眠多导监测是鉴别睡眠障碍和癫痫发作最可靠的方法。

45 孩子睡觉时肢体不自主抖动是癫痫发作吗

有些家长见到孩子在睡眠中肢体或面部不自主地抖动一下，很像是抽动，再看眼睛在眼皮里来回转动，于是非常紧张。其实不管是大人还是小孩，睡觉的时候都会动，只不过孩子动得多一些，特别是刚入睡或睡醒前更明显，这种抽动的特点是不规则、不固定，通常只动一下，这是正常的生理现象，又称睡眠性或生理性肌阵挛，家长不必紧张。如果动作太多，实在不能判断，建议去医院诊治，必要时可进行睡眠脑电图（最好是视频脑电图）检查以协助诊断。如果孩子有癫痫发作史，睡觉时抖动明显，呈规律性发作，且持续时间较长，唤之不醒，则不能排除是癫痫发作，应密切观察，并请医生进行判定，及时诊治。

46 低钙抽搐与癫痫的鉴别

低血钙可以出现癫痫样发作，引起家长的担心和慌乱。其实诊断低血钙非常容易，只要到医院抽血化验就可以了。在婴幼儿和儿童中，低血钙的常见原因是维生素D缺乏。所以，婴幼儿和儿童除要查血钙以外，还要查血液中维生素D的水平。婴幼儿低血钙可以表现为惊厥发作，突然发生全身痉挛、手足抽搐、头后仰、口吐白沫、大小便失禁等，发作持续数秒至数分钟不等，严重的可因喉部痉挛而危及生命。平时不发作的时候可以有面部肌肉轻微抽动的表现。如果有这些症状，那么家长就应该充分重视，及时到医院进行检查。

47 抽动障碍与癫痫的鉴别

生活中，很多家长因为自己的孩子无缘故突然出现挤眉弄眼、皱鼻、张嘴、摇头，甚至四肢或躯体不自主的抽动，就非常紧张，害怕是"癫痫"，结果到医院被医生诊断为"抽动障碍"。抽动障碍虽然也有抽搐、抽动等表现，与某些癫痫发作（如肌阵挛发作）很像，但是两者的"抽搐"表现是有本质区别的。

抽动障碍的患儿起病时往往从面部开始，表现为快速地挤眼、眨眼、皱眉、眼球向上翻，有时候也会从嘴开始，表现为咧嘴、张嘴、皱鼻或做鬼脸等，也可发展到耸肩、仰脖，甚至全身抽动。每名患儿的表现不一，但在某一段时间内以某种动作为主，反复发生，且主要集中在清醒状态下，入睡后动作消失。有些患儿除上述这些"运动性"抽动表现外，还会伴随突然发声，如"啊""呃"等异常声音，甚至少数患儿经常说脏话，但并不是因为生气而骂人，而是不能控制地反复说同一句话，所以此类型抽动又被称为抽动秽语综合征。

那么抽动障碍与癫痫如何区别呢？主要从以下几方面进行区别：①抽动障碍患儿的临床表现均发生在清醒时，入睡后很少发生。②抽动障碍患儿能在短时间内控制自己不发作，但是无法长时间控制，仅能持续数十秒至数分钟。③抽动障碍患儿不会因突然发生的动作而伤害自己，例如不会因为突然踢腿而摔倒，不会因为突然点头而磕到头部。④抽动障碍患儿的病情具有波动性特点，时轻时重，每逢情绪紧张、兴奋、焦虑、恐惧的时候病情会加重，感冒、劳累、压力过大、频繁地长时间看电子产品等也可能使病情加重。⑤抽动障碍患儿的脑电图检查结果正常，即使在肢体抽搐时脑电图也没有痫样放电。

　　还需注意的是，临床中有部分癫痫的患儿会同时患有抽动障碍，存在共患病的问题，家属和医生应充分重视。

48 发热、抽风是癫痫吗

　　儿童发育时期，单纯因发热诱发的"抽风"，称为热性惊厥，是儿童最常见的急症之一，绝大多数预后良好。根据医学相关资料报道，热性惊厥为发热状态下（肛温≥38.5℃或腋温≥38℃）出现的惊厥发作，首次发作多见于6月龄至5岁，无中枢神经系统感染及导致惊厥的其他原因，且无惊厥病史。部分患儿以惊厥起病，发作前可能未察觉到发热，但发作时或发作后立即发热，并非癫痫首次发作。热性惊厥通常发生于发热后的24小时内，如发热超过24小时才出现惊厥发作，注意应寻找其他导致惊厥发作的原因。热性惊厥一般在每次发热中只抽搐1次，脑电图检查正常；如果1次发热出现2次或2次以上抽搐，脑电图检查有"痫性放电"，就应进一步检查确定是"癫痫"，还是其他疾病，以便针对性治疗。

　　热性惊厥的发病机制尚未明确，主要是患儿大脑发育未成熟、发热和遗传三方面因素相互作用所致。发热的常见病因包括急性上呼吸道感染、肺炎、急性胃肠炎、幼儿急疹、尿路感染等，病毒感染是主要原因。且本病具有明显的家族遗传性。热性惊厥绝大多数预后良好，根据临床特征分为单纯性热性惊厥和复杂性热性惊厥。单纯性热性惊厥占70%～80%，远期预后良好；复杂性热性惊厥占20%～30%，预后相对较差。

热性惊厥与癫痫有什么关系

　　热性惊厥和癫痫有着密切的关系。有热性惊厥史的家族中，不仅该病的患病率高于正常人群，而且由该病进展为癫痫的风险也更高。癫痫患者的家族中也有同样的情况，热性惊厥患儿发生癫痫的概率高达2%～7%，远远高于一般人群的患病率。那什么样的热性惊厥容易转变为癫痫呢？例如：①在出现热性惊厥前，已有神经精神发育异常者。②首次发病年龄在6个月以内或6岁以上。③复杂性热性惊厥。④在一级亲属（父母、兄弟姐妹）中有癫痫家族史或热性惊厥多次发作史者。⑤热退2周后，脑电图检查有癫痫异常放电。若存在以上这些危险因素，热性惊厥转变为癫痫的可能性就相对较大。

如何避免热性惊厥转变为癫痫

　　预防热性惊厥转变为癫痫是医生和患儿家长需要关注的问题。家长需精心护理，对于热性惊厥患儿应及时有效地进行降温，建议家庭常备适用于儿童的西药退热药（如布洛芬、对乙酰氨基酚）。对于初发的短暂惊厥发作一般无须特殊处理；对于有热性惊厥史的患儿，一旦发热，体温＞37.5℃即建议及时有效地给予降温处理；对有高危因素的患儿可酌情予左乙拉西坦、安定鼻用滴剂及中药羚羊角粉等短程预防性治疗，也可在医生的指导下，根据具体病情给予长期的中药或西药预防性治疗。

　　此外，科学地指导患儿适当参加体育活动，加强体质锻炼，防止反复呼吸道感染，降低发热的概率，防病于未然，以减少热性惊厥发作，降低转为癫痫的风险。

51 癫痫的常见共患病有哪些

共患病是指患者同时患有两种及以上疾病，疾病之间没有因果关联，但可能存在共同的病因病理机制。癫痫患儿常共患其他疾病，如神经系统疾病、精神疾病及躯体疾病。癫痫患儿发生睡眠障碍、偏头痛、抽动障碍、孤独症、注意缺陷多动障碍、情感障碍和精神性障碍的概率均远高于一般人群。共患病严重影响癫痫患儿的生活质量，甚至可能增加死亡风险。因此，认识共患病的危险因素，是每一位患儿家长不容忽视的问题。

52 癫痫与共患病的关系

　　癫痫患儿可出现许多共患病，而共患病的存在直接影响患儿的临床疗效和预后。

　　（1）注意力缺陷多动障碍：俗称"多动症"，一般人群的患病率为3%～6%，癫痫患儿高达12%～37.7%。注意缺陷多动障碍已成为学龄前及学龄期癫痫患儿最常见的共患疾病之一。主要表现为注意缺陷（如听课不专心、背诵困难、做事拖拉、粗心、丢三落四等），多动（如上课坐不住、小动作多、话多，甚至影响课堂纪律），冲动（说话及行为鲁莽、不顾后果、容易发脾气、不能安静等待、不能忍受挫折、严重时会出现危险的举动或破坏行为等）。本病是造成患儿认知损害、学习困难、社会功能及生活质量低下的常见原因。如不及时干预，对患儿将来因心理、行为问题所造成的不良影响，比癫痫本身更为严重。

　　（2）睡眠障碍：癫痫患者睡眠障碍的患病率为28%～56%，较普通人群高2倍，而癫痫患者脑电图中睡眠期癫痫放电比清醒期增加15.6%。癫痫常与睡眠障碍共存并相互影响，癫痫发作可导致睡眠质量下降及睡眠结构紊乱，抗癫痫药物对睡眠也有一定影响。睡眠不足及睡眠剥夺又可诱发癫痫及癫痫放电，增加发作间期癫痫放电频率。

（3）认知功能障碍：癫痫患者认知损害的特点是以记忆力、注意力和精神运动速度等损害为主，包括数字推理能力、抽象概括能力、计划判断能力、词汇表达能力的减退，以及言语记忆、情景记忆、视觉空间结构记忆、词语学习能力、注意力、抗干扰能力、精神运动速度及言语命名能力等损害。影响癫痫患儿认知功能的因素主要有：①癫痫发作类型。一些特发性癫痫综合征，如青少年肌阵挛癫痫患儿的认知损害并不明显，而一些继发于遗传代谢性或神经病变性疾病的癫痫患儿常伴有严重的认知损害，如West综合征患儿大多伴有精神发育迟滞、行为退化及孤独症。②初始发病年龄与病程。癫痫的发病年龄越早，病程越长，对认知功能的影响越大。③发作频率与严重程度。癫痫发作频率越高，持续时间越长，导致神经元代谢紊乱和结构改变、海马硬化和认知损害也越严重，对认知功能影响也越大。④治疗因素。一方面癫痫的控制可以改善患儿的认知损害，另一方面抗癫痫药物对控制思维和情绪的神经递质亦有影响。

（4）偏头痛：癫痫患者中偏头痛的发生率为8.4%～23%，比普通人群高2倍。而偏头痛患者中癫痫的发生率为1%～17%，约4.7%的癫痫患者有偏头痛家族史。偏头痛与癫痫的关系比较复杂，两者的临床表现和治疗原则部分重叠，诊断时容易混淆。例如，两者均可在发作后出现昏睡状态、意识改变、视觉异常、躯体感觉异常、偏瘫、眩晕、失语等症状，以及脑电图的异常改变，而且均可能由体内激素水平变化、睡眠紊乱、特殊饮食、疲劳、闪光刺激、情绪问题等因素诱发。一般与癫痫共患的偏头痛症状更严重，发生视觉先兆、畏光、畏声现象更频繁。

（5）焦虑、抑郁：焦虑、抑郁在新发癫痫患儿中的患病率为一般人群的4倍，而且抑郁症可能比首次癫痫发作出现的更早。癫痫患者伴发的抑郁症状以易激惹、恐惧和（或）害怕、焦虑、无助无望感、缺乏兴趣和快乐为特点，尤其是癫痫发作间期伴发的抑郁症表现多样，包括抑郁症状群、焦虑和（或）恐惧症状群、睡眠障碍症状群、认知功能障碍症状群、自卑感等。癫痫与焦虑、抑郁均属于双向联系，癫痫合并焦虑、抑郁可能与多种因素有关，包括遗传性、神经性和医源性等多种因素，存在抑郁症家族史的癫痫患者合并抑郁症的发生率更高。

治疗篇

53　治疗癫痫应该选择中医还是西医

　　癫痫的治疗目前仍是以药物治疗为主要手段，不管中药还是西药经临床证实都具有肯定的疗效，那么家长应选择西药还是中药呢？由于癫痫是一种慢性疾病，一般治疗要长达3~5年，因此要综合癫痫发作的类型、严重程度、首选治疗药物可能出现的毒副作用、家长的期望值、患儿的依从性等多方面因素进行选择。

　　选择的原则是疗效。只要能够控制发作，毒副作用小，对认知功能损伤少，共患病不多，经济实惠，对家庭生活质量的影响不大，不论是中医治疗还是西医治疗均可选择。中医优势为有记载治疗癫痫的医疗文献已有2000余年历史，流传至今的古典名方仍在被临床使用，疗效颇佳，且毒副作用小，对改善认知功能及提高生活质量有一定的帮助。中医除中药外，还有针灸、推拿、敷贴等方法，对提高癫痫疗效，亦有一定的辅助作用。西医治疗癫痫具有诊断明确、抗惊厥作用强、起效快的优势，除药物治疗还有生酮饮食、迷走神经刺激术、手术等手段。中医治疗效果不佳时可加用西医治疗的方法，西医治疗效果不佳时亦可加用中医治疗方法，中西医结合可提高难治性癫痫的疗效，也是我们国家治疗癫痫的独特优势。

所以最终如何选择，关键是要综合各种因素，权衡利弊，尊重家长及患儿的意愿选择治疗方案。

54 中医治疗小儿癫痫有什么特色优势

中医对癫痫病的防治有着悠久的历史。早在春秋战国时期，人们对癫痫的病因、病机、临床表现、治疗和预后就有较全面的认识。中医发展数千年，总结出数千种中药及数百首方剂，为治疗癫痫病奠定了坚实的理论基础和临床实践基础。中医药在治疗小儿癫痫方面具有以下突出优势。

（1）整体调节：中医药治疗的基本理念是扶正祛邪，调和阴阳。临床实践证实，中医药不仅可以控制癫痫发作，同时还能调节机体免疫状态，改善内环境，增强体质，提高抗病的能力。

（2）辨证论治的个体化治疗优势：西医的治疗原则是根据发作类型选择用药，所以同一种发作类型的治疗用药大致相同。而中医药的优势是辨证论治，即便是同一种发作类型，即便服用同一种西药，但因患儿体质状态不同，痰、惊、风、瘀、热、虚等证候表现不同，选择的处方用药也不同。而且在整个治疗过程中，还会根据患儿不同的病程阶段、不同的证候表现，治疗侧重点的不同，随时调整处方用药，而非一方一药用到底。如在癫痫缓解期阶段，西医用药考虑的多是对用药剂量的调整，而药物品种的变化并不大。

中医则不同，在癫痫病发作基本被控制后或者在病情明显减轻时，中医的治疗从以镇惊息风、豁痰开窍为主逐渐转为以滋补肝肾、健脾益气等为主。这种个体化治疗的优势是中医所特有的。

（3）治未病优势：①未病先防：对癫痫发病高危人群（如有癫痫或热性惊厥家族史、家族遗传和代谢性病史、严重的脑发育异常、复杂性热性惊厥等），中医药早期干预能减少发生癫痫的风险。②既病防变：对癫痫反复发作可能造成的认知损害，及癫痫可能并发的抽动障碍、注意缺陷多动障碍、精神心理障碍等共患病，给予中医药提前干预。③瘥后防复：对已停药患儿积极采用中医药手段有助于防止复发。

（4）小/无毒副作用的优势：中医药多为天然的动植物药材，毒副作用较小，对需要长期服药的患儿身体损害小，所以受到患儿及家属的欢迎。而且，越来越多的研究也显示，中药联合西药治疗癫痫，不但可以增强西药的治疗效果，还可以降低西药的毒副作用，同时还能改善患儿的认知功能，调节精神心理障碍等，具有突出的优势。

55 中医治疗癫痫的思路是什么

几千年来，中医治疗癫痫有着丰富的经验，在控制癫痫发作、改善体质状态、提高生活质量等方面收到很好的效果。中医治疗癫痫的思路有以下几点：

（1）疾病初期重在有效控制癫痫发作

①中医药治疗的关键在于辨证。癫痫是一种发作性疾病，发作时临床表现多种多样，不发作时表现如常人，甚至是"无证可辨"，给治疗带来了一定的困难。在总结古代经验的基础上，我们经过多年的临床实践，建立了包括病因辨证、发作类型辨证、脑电图辨证、症状辨证、病史辨证、诱因辨证、体质辨证等多元化的辨证体系，拓展了癫痫的辨证思路，提高了临床辨证的准确率。

②协同西药治疗难治性癫痫。约30%的癫痫患儿正规应用2种及以上抗癫痫西药治疗后仍不能完全控制发作，临床称为难治性癫痫，重要特征是多药耐药。临床联合使用中医药治疗，可以提高治疗效果。研究发现，在应用西药的同时加用中药，能够改善患儿的体质，调节机体内环境，从而改善耐药状态，增强难治性癫痫对抗癫痫西药的敏感性，提高治疗效果；同时还可降低西药用量，减少药物的不良反应。

（2）缓解期抗痫同时注重预防并发症，改善预后

小儿处于不断生长发育过程中，各脏器结构功能及精神行为等发育尚未完善，癫痫发作及长期应用抗痫药物均可损害脑功能，从而影响患儿的认知功能及行为发育。据统计，我国癫痫患儿认知损害的发生率为30%～40%。对这种认知损害目前尚无有效措施。认知功能障碍归属于中医"呆病""痴呆""愚痫""失聪"等范畴，其病机关键为肾精受损、髓海空虚，或痰瘀阻窍、脑失所养。故在癫痫得到基本控制时，注重改善认知功能，在镇惊息风、豁痰开窍的同时，重视益肾填精、充髓增智以改善认知。此外，由于癫痫长期反复发作，病程日久，尤其大龄儿童易合并焦虑、抑郁等精神心理问题。因此，在基本控制癫痫的同时，亦重视疏肝解郁、调畅情志法的应用，以减少精神心理等共患疾病，改善预后，提高生活质量。

（3）后期注重调节体质，防止复发

儿童常见的体质可分为5种，即正常体质、痰湿体质、内热体质、气虚体质、气阴两虚体质。体质偏颇过度，一方面使患儿对抗痫药物的敏感性降低，影响抗癫痫的疗效；另一方面可导致患儿体内痰、热、湿、瘀、虚等病理因素的产生，一旦受到诱因刺激，容易导致气机逆乱，使癫痫发作。因此，病程后期，在豁痰息风的基础上，结合患儿的病理性体质进行辨证治疗对防止癫痫复发具有重要的作用。

56 中医治疗癫痫的方法有哪些

（1）方药治疗：主要包括中药复方汤剂、膏剂、丸剂或者中成药。这类药物可进行个体化治疗，随证/症更换或加减药物，在临床中使用最多。另外，方药除了内服之外，可以将其用于药浴让患儿浸泡、外洗，或者做成药糊敷贴于体表局部或穴位。

（2）单药治疗：选取中药单药及其提取成分治疗，因其毒性作用较低，在临床中也有使用。

（3）针灸治疗：包括体针、头针、耳针等，基于中医经络学说，刺激穴位或者体表神经反射区，起到疏通经络、扶正祛邪、调理脏腑功能的作用。

（4）穴位埋线：针具和药线通过刺激穴位产生的生物物理作用和生物化学变化，将能量和中药通过经络传入体内，而达到治疗疾病的目的。

（5）推拿按摩：以中医经络学说为基础，运用各种手法作用于体表一定部位或穴位上，起到促进气血运行、通畅经络、安定神气、调和脏腑的作用，手法操作简单方便，痛苦小。

临床中，治疗方法常以药物治疗为主，亦可根据患儿病情及依从性等情况，多种手段联合使用，以增强疗效。

57　什么样的癫痫患儿不宜配合针灸治疗

（1）针灸只是治疗小儿癫痫的一种辅助治疗手段，还要根据癫痫发作的情况选择相应的药物治疗。

（2）小儿囟门未闭合时，头部腧穴不宜针刺。

（3）小儿体针宜速刺、浅刺，不宜留针。大龄儿童依从性好者可适当留针，时间不宜过长。

（4）皮肤有感染、出血、湿疹、瘢痕、疮疡等皮损的患儿，不宜针刺。

（5）患儿饥饿、疲劳、精神过度紧张时不宜针刺。

（6）患儿对针灸恐惧者，不宜用针，以免由于惊恐刺激，加重发作。

58 针灸治疗癫痫常取哪些穴位

　　针灸治疗癫痫多以头部、心经、心包经以及四肢特定穴为主。头为诸阳之会，脑为髓海，醒神之穴多位于四肢末端，调神之穴多在头部的督脉、膀胱经、胆经以及心经。具体穴位有神堂、神庭、神阙、心俞、通里、神道、大椎、风府、后溪、三阴交、丰隆等。近年来报道的治疗癫痫的主要穴位多位于督脉，不但可以调节脏腑，还可以将刺激直接传入大脑，调节大脑功能，其中大椎是选用率最高的穴位。

　　在癫痫发作时，应采用直刺和强刺激的手法，不适宜留针，留针可能会因为患者抽搐造成针的扭曲变形，甚至无法拔出而发生意外；在强烈抽搐时，则尽可能用指压法、点穴法来代替；在没有发作的情况下采用针灸，对癫痫患者来说，针灸未必可以根治，但有助于改善癫痫患儿的病情，减少发作次数、程度和持续时间。

59 推拿对治疗癫痫有帮助吗

　　小儿推拿是中医的重要组成部分，通过运用适当的手法在小儿体表的特定穴位施术，调节小儿机体功能，维护小儿的身心健康。临床研究证实，小儿推拿治疗癫痫的疗效确切，对患儿无毒副作用，值得在临床中应用推广。

　　但应注意的是，推拿只是治疗小儿癫痫的一种辅助手段，常与中药和/或西药联合应用，在控制癫痫发作的同时，可增强患儿体质，提高患儿免疫力。此外，小儿推拿可以通过改善患儿局部微循环，提高肌肉及神经末梢的功能活动，改善外周靶细胞、靶器官的功能，激发和增强中枢神经功能活动，修复受损的中枢神经功能，从而起到辅助治疗癫痫的作用。

中医治疗癫痫的疗效判定标准包括哪些内容

临床上，评价中医药治疗小儿癫痫的疗效一般从发作情况、脑电图、中医证候、认知功能以及生活质量等方面进行综合评价。

（1）发作频率、持续时间以及脑电图的改变程度是儿童癫痫疗效评定最基本、最直接的标准。只有有效地控制了癫痫的发作，才能减少脑损伤，改善癫痫患儿的预后。

（2）辨证施治是中医的精髓，是有别于西医诊疗体系的一大特色和优势。根据证候及其演变规律选择治疗方法是提高中医疗效的重要前提，因而判定中医药治疗癫痫的临床疗效时，不应缺少反映证候改善程度的指标，如烦躁易怒、胆小易惊等。

（3）记忆力减退和学习困难是癫痫患儿常见的伴随症状。认知功能损伤在儿童时期表现为认知发育迟缓和学习障碍，据统计约50%的癫痫患儿存在某种程度的学习困难。临床中，豁痰息风、益肾填精法在控制癫痫发作的同时，具有显著提高患儿认知功能的作用。因此，认知功能相关指标可以作为体现中医疗效的评价指标，如记忆力、注意力等。

（4）"以人为本"是中医治疗的特色理念，通过改善患儿脏腑气血功能和体质来达到提高患儿对环境适应能力的最终目的。所以中医不但治"病"，而且治"人"，具有整体调节的优势。因此患儿的生活质量亦是体现中医优势的有力评价指标。

61 目前常用的抗癫痫中成药有哪些

（1）医痫丸，药物组成：白矾、半夏、僵蚕、全蝎、生白附子、胆南星、乌梢蛇、蜈蚣、雄黄、朱砂、猪牙皂。适用于风痫、惊痫、痰痫等证，症见诸痫时发，两目上窜，口吐涎沫，抽搐昏迷。建议儿童用法用量：口服。3岁以下，1次1.0g，每日2次；3～6岁，1次1.5g，每日2次；6岁以上，1次2g。每日3次。

（2）镇痫片，药物组成：胆南星、茯苓、甘草、郁金、红参、莲子心、麦冬、牛黄、石菖蒲、酸枣仁、远志、珍珠母、朱砂。适用于痰痫、惊痫证，症见癫狂心乱，痰迷心窍，神志昏迷，四肢抽搐，口角流涎。建议儿童用法用量：口服。3岁以下，1次1片；3～6岁，1次2片；6岁以上，1次3片。每日3次。

（3）琥珀抱龙丸，药物组成：胆南星、茯苓、甘草、红参、琥珀、山药、檀香、天竺黄、枳壳、枳实、朱砂。适用于惊痫、风痫、痰痫证，症见发热抽搐，烦躁不安，痰喘气急，惊痫不安。建议儿童用法用量：口服或开水化服，1次1丸，每日2次；婴儿1次0.3丸。

（4）礞石滚痰丸，药物组成：煅青礞石、沉香、黄芩、熟大黄。适用于痰痫、惊痫、风痫证，症见癫狂惊悸，或喘咳痰稠，大便秘结。建议儿童用法用量：口服，1次6～12g，每日1次。

（5）小儿抗痫胶囊，药物组成：太子参、茯苓、天麻、石菖蒲、川芎、胆南星、水半夏、橘红、青果、琥珀、沉香、六神曲、枳壳、羌活。适用于脾虚风痰闭阻之虚痫证，症见发作时四肢抽搐，口吐涎沫，两目上窜，甚至昏仆。建议儿童用法用量：口服。3～6岁，1次5粒；7～13岁，1次8粒。每日3次。

（6）羊痫疯癫丸，药物组成：清半夏、厚朴、天竺黄、羌活、郁金、橘红、天南星、天麻、香附、延胡索、细辛、枳壳、三棱、青皮、降香、白芥子、沉香、莪术、乌药、防风、羚羊角。适用于痰痫、风痫证，症见痰热内闭，忽然昏倒，口角流涎，手足抽动。建议儿童用法用量：口服，4～10岁，1次1g；11～15岁，1次1.5g。每日2次。

（7）癫痫康胶囊，药物组成：天麻、石菖蒲、僵蚕、胆南星、川贝母、丹参、远志、全蝎、麦冬、淡竹叶、生姜、琥珀、人参、冰片、人工牛黄。适用于痰痫、风痫证，症见风湿闭阻，痰火扰心，神昏抽搐，口吐涎沫者。建议用法用量：口服，1次3粒，每日3次，儿童用量请遵医嘱。

62 如何煎煮抗癫痫中药

（1）浸泡：把药材倒入锅内加冷水，水量没过药5cm左右，浸泡30分钟，先煎药（如煅青礞石、煅磁石、煅龙骨、煅牡蛎、制白附子等）单独浸泡，后下药（如钩藤、薄荷、沉香等）无须浸泡。

（2）煎煮：先用大火将浸泡好的先煎药物煮沸，沸腾后转小火煎煮30分钟，然后放入其他泡好的群药，一起煎煮，开锅后小火20分钟，再放入后下药，开锅后10~15分钟关火，然后将药汁滤出，根据医嘱分次服用。

（3）保存：煎好的药汁放在阴凉处或冰箱里冷藏保存，服用时加热即可。

（4）另有些药需冲服，如朱砂粉、琥珀粉、羚羊角粉等，不用煎煮，放入小匙中加温水冲服即可。

63 患儿如何服用抗癫痫中药汤剂

建议癫痫患儿用量：

1岁以下：60~100毫升/天。

1~3岁：100~150毫升/天。

4~7岁：150~200毫升/天。

8~10岁：200~250毫升/天。

10岁以上：250~300毫升/天。

1日1剂，分2~3次温服。婴幼儿可少量多次频服，中药汤剂与西药需间隔至少半小时服用。

64 服用抗癫痫中药期间要注意什么

癫痫患儿服药期间要特别注意饮食结构，营养搭配，避免暴饮暴食。有研究报道，牛肉、羊肉，无鳞鱼如泥鳅、鲶鱼等，食用后可诱发癫痫，所以，癫痫患儿应避免食用此类食物。此外，辛辣刺激性食物，如咖啡、浓茶、碳酸饮料等也需少食。

65 抗癫痫中药的不良反应有哪些，该如何处理

　　药物的不良反应一般是指在服用常规药量的情况下，由于药物或药物间的相互作用而发生意外，且与治疗目的无关甚至有害的反应。临床中抗癫痫中药引起的不良反应较少，偶见头晕、消化道不适（如恶心、腹痛等），极少数患者出现肝功能损伤。

　　临床上按常规剂量服用抗癫痫中药一般是比较安全的，不良反应一般较少。一些副作用，如恶心、呕吐等胃肠道不适，在第一次服药时常常发生，但随着服药时间延长可逐渐减轻或消失。若出现肝损伤，较轻者不必停药，可加保肝药治疗；严重者则须立即停药，并进行对症治疗。

　　治疗过程中，应定期复查血常规、尿常规、肝肾功能等，一般每隔3个月复查1次，若同时服用抗癫痫西药的患儿，建议定期检查血药浓度，以便及时发现问题，调整药物或对症处理。

66 得了癫痫需要终生服药吗

癫痫患儿是否需要终身服药，要视患儿的具体病情而定。由于癫痫发作类型不同、严重程度不同、患儿对药物的敏感性不同，服药的时间也不同。癫痫的治疗是个体化的治疗，大约有2/3的患儿在医生指导下，通过规范的治疗，2~5年无发作是可以减停药物的，停药后大部分患儿不会复发。但在临床中，大约有30%的儿童患者和30%~65%的成人患者在停药后出现复发，可能需要长期服药。另外，难治性癫痫的患儿，治疗时间可能会更长，甚至需要终生服药，但是也有一些患儿可以通过药物控制，并逐渐减停药。

所以，家长务必在医生的指导下监督患儿正确服药，打算减停药物之前，必须要和医生进行沟通，根据具体情况确定合理的减停药物方案，切忌自行减停药物，以免引起病情反复。

服用抗癫痫药物很长时间为什么没有效果

有时确实会出现患儿规律服药较长时间但仍不能有效控制发作的情况。出现这种情况，家长首先应该将服药后的发作情况详细记录下来，在治疗了足够长的时间后发作仍无改善者，应该及时复诊。通常情况下，医生会分析失败的具体原因。如果是药物剂量不够，可增加剂量后继续观察。如果不是剂量的问题，医生会考虑更换或者加用另外一种药物。如果仍然失败，则会进一步尝试搭配不同的药物进行治疗。一般而言，如果使用2～3种药物后仍难以控制发作，则提示该患者较难治，进一步使用其他药物完全控制发作的可能性较小。

68 癫痫不发作，还要吃多久药

　　有些患儿癫痫发作控制一段时间后，家长就以为病好了便自行停药，一旦癫痫复发，即使再服用原剂量药物，也无法像以前那样很好地控制发作，会使治疗更加棘手，给患儿带来更严重的痛苦。

　　癫痫的治疗时间较长，一般认为临床症状消失后仍应服药2～3年，方可逐渐停药，切忌漏服、骤减及骤停抗癫痫药物，以免出现癫痫的复发或原有发作的加重。有些特殊情况的患儿则需要适当延长疗程，如需要2种及以上抗癫痫西药才能控制发作者，完全控制癫痫发作所需时间较长者，既往发作有癫痫持续状态者，面临中考或高考升学压力者，正值青春期、月经初潮者等。

69 如何撤停抗癫痫药物

一般情况下，患儿癫痫停止发作3年以上，脑电图连续2次检查正常者，可开始撤停药。撤停药的步骤：

（1）单用中成药者，3～6个月撤停。

（2）服用中药汤剂者，先停用汤剂改服中成药，3～6个月撤停。

（3）服用抗癫痫西药+中药汤剂者，先减停西药，继用中药汤剂3个月左右改服中成药，3～6个月撤停。

（4）服用2种及以上抗癫痫西药者，按照先服用先撤药的原则，1次选择1种西药，逐渐减量至停药，在完全撤停后，继续口服中药汤剂3个月左右，再以中成药序贯治疗，中成药治疗3～6个月撤停。

（5）在减停西药时，应充分考虑癫痫发作类型、既往治疗反应、患儿个人情况，仔细评估停药复发风险，再考虑逐渐减停。一般情况下，单药治疗减药时间不少于6个月；多药治疗时，每种药物减停时间不少于3个月。若减药过程中复查脑电图再次出现癫痫样放电，需停止减药；若出现癫痫发作，应将药物恢复减量前用量，并随访观察。

总之，癫痫患儿撤停药虽然有一定的规律可循，但由于每个孩子的个体情况、发病情况、治疗效果等不同，并结合季节、气候（春季多风，癫痫患儿易复发）等因素综合考量。此外，家长应积极配合，加强护理，避免诱因，如此才能顺利实现撤停抗癫痫药物，避免癫痫复发。

70 西医治疗癫痫有哪些方法

　　西医治疗癫痫的目的是完全控制发作、消除病因、减少脑损伤、维持神经功能的正常，尽量保证患儿的正常生活、学习和活动，保持精神愉快，使患儿在身体、心理和社会适应方面都达到良好的状态。

　　癫痫治疗需要制定长期、系统、正规的药物治疗方案，并始终强调以抗癫痫药物治疗为主的综合治疗。常见的西医治疗方法包括药物治疗和非药物治疗，其中非药物治疗包括对患儿的整体安排、病因治疗、外科治疗、免疫治疗、饮食治疗、去除诱发因素、提高家长和周围人对癫痫的认识、注意心理卫生和心理治疗等。

71 西医抗癫痫药物的应用原则

（1）用药时机：癫痫诊断明确后应尽早给予抗癫痫药物。但对首次发作，如患儿发作症状不重、平素健康、智力正常、神经系统查体及颅脑影像学检查无异常者，可暂不用药物，但需密切观察。

（2）选药正确：抗癫痫药物的选择主要根据发作类型，但也要考虑到患儿的个体差异及依从性、药物的不良反应等。

（3）单药治疗与联合用药：为了避免多药联合应用时发生相互作用或增加毒性，医生会尽量采用单药治疗，且大部分患儿仅用1种药物即可控制发作。但是临床对于难治性癫痫患儿，特别是有多种发作类型者，需要联合用药，以达到增加疗效、减少不良反应的目的。

（4）用药个体化：因药物代谢存在个体差异，用药剂量和血药浓度之间的关系不完全一致，而且每个患儿对药物的敏感性也不同，因此用药会从小剂量开始，逐渐增加，直到达到有效的血药浓度或最佳临床疗效为止。

（5）服药要规律，疗程要长：要保证患儿规律服药，一般在控制发作后还要继续服药2~3年。

（6）停药过程要慢：患儿停药前需要经历缓慢减量的过程，一般要3～6个月以上，甚至1～2年，如果突然停药易引起癫痫的复发。若停药期间或停药后出现复发，应重新开始使用抗癫痫药物治疗。

（7）定期复查：家长需注意观察疗效和药物的不良反应。在治疗过程中，特别是用药初期，应定期查血常规和肝肾功能等，有条件者应酌情做血药浓度监测。

72 目前常用的抗癫痫西药有哪些

（1）传统抗癫痫药物：苯巴比妥、丙戊酸钠、卡马西平、苯妥英钠、氯硝西泮等。

（2）抗癫痫新药：托吡酯、拉莫三嗪、奥卡西平、左乙拉西坦、加巴喷丁、氨己烯酸、非尔氨酯、替加平等。

73 苯巴比妥的适应证、服用方法及不良反应

苯巴比妥是最早应用于临床的抗癫痫药，对除了失神发作外的各种癫痫类型都有一定效果。由于本药副作用较多，现阶段情况下，有其他选择时，医生一般不会选择苯巴比妥。但是其价格低廉，在偏远地区、农村以及经济不发达的中小城市，仍有较广泛的应用。

苯巴比妥每片30mg，儿童每天服用3～5mg/kg，睡前顿服或分3次口服，必要时检测血药浓度。

苯巴比妥的主要不良反应是疲劳、嗜睡、虚弱、注意力分散、抑郁，儿童可能出现攻击行为。本药有明确的致畸作用，可导致新生儿出血。

74 丙戊酸钠的适应证、服用方法及不良反应

丙戊酸钠是全面强直－阵挛发作、强直发作、肌阵挛发作、失神发作、失张力发作的首选药物，也是部分性发作的一线药物。作为优秀的广谱抗癫痫药，在癫痫发作类型不能确定的情况下，丙戊酸钠是选择之一。

国产丙戊酸钠每片0.2g，使用时从小剂量逐渐递增到维持剂量，儿童每天服用20～30mg/kg，分3次口服。德巴金是丙戊酸钠缓释片，每片0.5g，一般每次1片，每天1～2次，必要时检测血药浓度。

丙戊酸钠及其缓释片（德巴金）的主要不良反应包括厌食、恶心、呕吐、困倦等，小剂量逐渐加量使用可以减轻或避免不良反应。长期应用可以导致体重增加和脱发，并可引起女性月经不调，甚至闭经、多囊卵巢综合征，故女性患者应慎用。对该药不耐受的患者，特别是2岁以下儿童，服用本药易发生肝损害。本药有明确的致畸作用，可导致胎儿神经管畸形。

75 卡马西平的适应证、服用方法及不良反应

卡马西平是癫痫部分性发作的首选药物，包括单纯部分性发作、复杂部分性发作以及部分性发作继发全面强直－阵挛发作。对失神发作、失张力发作、肌阵挛发作和强直发作无效，并且有可能加重发作。

国产卡马西平每片0.1g，使用时从小剂量逐渐递增到维持剂量，儿童每天服用10～20mg/kg，分2～3次口服，必要时检测血药浓度。

卡马西平的主要不良反应是头晕、恶心、困倦、白细胞减少等，通过小剂量逐渐加量服用的方法，可以减轻或避免这些不良反应。但是长期应用可能引起低钠血症，对卡马西平过敏者可能出现严重皮疹、再生障碍性贫血和肝脏损害。此外，本药有明显的致畸作用。

76 苯妥英钠的适应证、服用方法及不良反应

苯妥英钠对于全身强直-阵挛发作、复杂性发作和单纯部分性发作疗效明确。但是因为长期应用，副作用比较明显，而且起效剂量和中毒剂量接近，剂量控制比较困难，现在逐渐退出了癫痫药物治疗的第一线。但是因为该药物价格低廉，在偏远地区、农村乃至经济不发达地区的中小城市仍有较广泛的使用。

苯妥英钠每片 0.1g，使用从小剂量逐渐递增到维持剂量，儿童每天服用 4～8mg/kg，分 2～3 次口服，必要时检测血药浓度。

苯妥英钠的主要不良反应是厌食、恶心、平衡障碍、巨幼细胞贫血等，小心调控剂量应用可以减轻或避免其不良反应。但是长期应用可以引起牙龈增生、痤疮、面部粗糙、多毛、骨质疏松、性欲缺乏、叶酸和维生素 K 缺乏，长期大量应用可以引起小脑和脑干萎缩，可见其在改善癫痫患者的生活质量方面十分欠缺。另外，对该药过敏者可能出现严重皮疹、周围神经病变和肝脏损害。此药有明确的致畸作用，可导致新生儿出血。

77 氯硝西泮的适应证、服用方法及不良反应

氯硝西泮是治疗肌阵挛发作、强直发作、失张力发作以及婴儿痉挛症的二线药物，一般作为一些难治性癫痫的联合治疗。

氯硝西泮每片 2mg，使用从每晚 1/4 片开始服用，逐渐增加剂量到发作被控制或出现不良反应为止，剂量非常个体化，每天用量最多不超过 20mg，儿童每天 0.1～0.2mg/kg，分 2～3 次口服。

氯硝西泮最主要的不良反应就是比较明显的镇静作用，且具有一定的成瘾性，儿童还可能出现攻击行为，因此增减剂量必须缓慢进行。此外，本药也有明确的致畸作用，孕妇在妊娠 3 个月内服用会增加胎儿致畸的风险，妊娠后期用药会影响新生儿的中枢神经活动，围产期用药会导致新生儿的肌张力下降。

78 托吡酯的适应证、服用方法及不良反应

托吡酯可以用于部分性发作和各类全面性发作的单药或联合治疗，是广谱抗癫痫药。在癫痫发作类型不能确定的情况下，托吡酯也是选择之一。

托吡酯有25mg、50mg和100mg三种规格，使用时从每天25mg开始服用，以每周25mg的速度逐渐递增到维持剂量；儿童每天3～6mg/kg，分2次口服。本药不需要检测血药浓度。

托吡酯常见的不良反应包括不出汗、共济失调、注意力受损、记忆障碍、意识模糊、头晕、疲劳、感觉异常、嗜睡和思维异常，不常见的有厌食、遗忘、焦虑、抑郁、情绪不稳等，因此，处于智能发育阶段的儿童和青少年服用时要注意观察学习情况。长期服用可能出现体重下降和肾结石，罕见不良反应还包括急性青光眼。相对来说，本药是副作用比较小的抗癫痫药物，对成年患者来说还是比较安全的。

79 拉莫三嗪的适应证、服用方法及不良反应

拉莫三嗪对部分性发作和各种全面性发作均有效，可用作单药或联合治疗。特别是对于不典型失神发作和部分性发作，拉莫三嗪是一线用药。作为广谱抗癫痫药，在癫痫发作类型不能确定的情况下，拉莫三嗪是选择之一。

拉莫三嗪每片50mg，使用从每天1/2片开始服用，以每周1/2片的速度逐渐递增到维持剂量，儿童每天2~10mg/kg，分2次口服，此药不需要检测血药浓度。

拉莫三嗪的主要不良反应是头晕、头痛、恶心、呕吐、困倦、嗜睡、视物成双和平衡障碍，对拉莫三嗪过敏者可能发生严重皮疹、中毒性表皮溶解症、再生障碍性贫血和肝衰竭。使用时必须从小剂量缓慢加量，以避免上述不良反应的发生。作为新型抗癫痫药，其不良反应少且长期服用不会造成体重增加，不会影响女性生殖系统，因此，拉莫三嗪尤其适用于青春期女性及育龄妇女。

80 奥卡西平的适应证、服用方法及不良反应

奥卡西平主要用于部分性发作和全面强直－阵挛发作的单药治疗，也可以用于难治性癫痫的联合治疗。

奥卡西平每片300mg，儿童从每天8～10mg/kg开始服用，以每周10mg/kg的速度逐渐加量到每天20～30mg/kg的维持剂量，分2次口服，本药不需要检测血药浓度。

本药的主要不良反应是疲倦、恶心、头晕和平衡障碍等，可以通过缓慢加量来避免或减轻不良反应。长期应用本药可引起低钠血症，少数过敏体质的患者可发生皮疹。动物实验结果显示，该药会出现致畸作用。

81 左乙拉西坦的适应证、服用方法及不良反应

左乙拉西坦可以用于部分性发作和各类全面性发作的单药或联合治疗，属于广谱抗癫痫药，发作类型无法确定时，可以作为选择之一。本药的最大优势在于作用机制独特，与以往任何1种抗癫痫药物联合使用，几乎都不产生相互作用，因此最初是很受欢迎的联合治疗药物。随着临床应用的增多，本药作为很多癫痫类型的单药治疗，临床疗效也得到肯定。

左乙拉西坦有250mg和500mg两种规格。儿童从每天2次，每次150～250mg开始服用，可以逐渐加量到每天2次，每次450～750mg，本药不需要检测血药浓度。

左乙拉西坦的副作用轻微，在用药早期或过量时，可能产生头痛、困倦、激惹等表现，小剂量递增法应用可以避免或减轻这些不良反应。长期服用左乙拉西坦导致副作用的情况较少见，是比较安全的药物。值得一提的是，该药至今没有导致胎儿畸形的报道。

82 服用抗癫痫西药的不良反应

常用的抗癫痫药物是比较安全的，不良反应多属轻微、可逆的，但要注意个体对药物耐受程度的不同。

最常见的不良反应有对中枢神经系统的影响（如镇静、嗜睡、头晕、共济失调、认知及记忆损害等）、对全身多系统（如血液系统、消化系统、生殖系统、运动系统等）的影响和对过敏体质的影响，可以分为四类：

（1）剂量相关的不良反应：如卡马西平、苯妥英钠引起的头晕、复视、共济失调等，均与剂量有关。

（2）过敏体质的不良反应：一般出现在治疗开始的前几周，且与剂量无关。部分过敏体质的不良反应虽然罕见，但有可能危及生命。几乎所有的传统抗癫痫药物都有过敏体质出现不良反应的报道，主要表现为皮肤损害、严重的肝毒性、血液系统损害等。

（3）长期不良反应：与累积剂量有关，例如体重增加、攻击行为、易激惹、肾结石等。

（4）致畸作用：女性癫痫患者的后代出现畸形的发生率是正常女性的2倍左右。造成后代畸形的原因有很多，例如遗传因素、癫痫发作、服用抗癫痫药物等。

83 服用抗癫痫药物为什么要定期检查肝肾功能

　　对于肝肾功能正常的患儿，服用抗癫痫药物一般不会造成肝脏、肾脏的损害，少数患儿可出现轻微的肝功能损害，表现为一过性的转氨酶升高。大多数患儿可以耐受，但需要定期复查肝肾功能。如果在肝肾功能受损或肝脏、肾脏已有病变的情况下，长期服用抗癫痫药物可能会加重肝脏、肾脏的损害程度。另外，抗癫痫药需长期服用或联合应用，为了能及时发现肝脏、肾脏的受损情况，定期检查肝肾功能是必要的，一般建议每3个月检查1次。

84 肝肾功能异常需要停药吗

　　很多抗癫痫药物都是酶诱导剂，通过肝脏代谢，过量服用会造成肝脏的损害。肝功能异常的患者尽量选择不通过肝脏代谢的药物，如左乙拉西坦等，否则，需要在抗癫痫治疗和保护肝功能之间权衡利弊，或两种治疗同时进行，或优先保肝治疗至恢复后再继续抗癫痫治疗，需要有经验的医师进行综合会诊。

　　肾功能异常会导致主要从肾脏排泄的抗癫痫药物在体内蓄积，需要在医生的指导下根据肌酐清除率来相应减少药量，而对其他一些主要通过肝脏代谢抗癫痫药物的影响则不大，一般不用调整药量。

85 癫痫患儿为什么要进行血药浓度的监测

　　通过血药浓度的测定，临床医生可以根据患儿的个体情况，利用药代动力学原理和方法调整药物剂量，进行个体化的药物治疗。这不仅能提高药物的治疗效果，也可以避免或减少可能产生的药物毒副反应。

86 抗癫痫药物耐药是怎么回事

　　有些抗癫痫药物进入患儿体内可能激活了防御机制，在保护机体的同时，减少了药物的药理作用，结果使疗效降低。临床上表现为患儿对抗癫痫药物出现耐药，尤其是在2种或多种药物联合应用时更应该注意。

　　苯巴比妥和卡马西平是肝酶诱导剂，长期服用会导致血药浓度下降，此时需要检测药物的血药浓度，如血药浓度不足则需加大药物剂量以维持稳定的血药浓度，避免癫痫复发。而丙戊酸钠则相反，属于肝酶抑制剂，当与苯巴比妥合用时，二者会互相影响，此时也需要检测血药浓度，根据结果调整药量。苯巴比妥与扑米酮之间有交叉耐药，这种交叉耐药作用比二者叠加产生的毒副反应更明显。因此家长一定要注意，服用抗癫痫药物要及时复诊，配合医生做好各项工作，合理地应用抗癫痫药，才能更有效地控制癫痫发作。

87 抗癫痫西药对心血管有影响吗

　　抗癫痫药物可引起心律失常，如窦性心动过缓、窦性停搏、频发性室性早搏等。例如，卡马西平会引起可逆性心脏传导障碍、心动过缓，服用低剂量或治疗量的卡马西平会使原有的房室阻滞加重，高血浆浓度的卡马西平会使正常人产生房室传导延迟。苯妥英钠属于Ⅰb类抗心律失常药，轻度阻滞钠通道，高浓度时可抑制窦房结自律性，减慢心肌细胞的传导速度，引起窦性心动过缓、窦性停搏、室性早搏，偶可发生室颤。

　　因此，癫痫患者在用药前应检查心电图，如有心脏阻滞或房室传导缺陷，应更换药物；任何年龄有或可疑有内源性心脏病者，服用抗癫痫药物都应监测其心脏功能，在治疗期间出现晕厥或癫痫发作类型有改变者，须检查房室传导系统。

88 抗癫痫西药会影响内分泌吗

癫痫和抗癫痫西药均可干扰下丘脑-垂体-性腺轴，造成性激素的分泌紊乱，导致女性出现闭经、月经紊乱、不育、多囊卵巢等，男性出现阳痿、早泄、性欲减退等表现。有研究表明：①丙戊酸钠可致女性患者发生高雄激素血症、肥胖、多囊卵巢，故青春期女性患儿尤应慎重使用。②卡马西平或苯妥英钠可致女性患者血浆性激素结合球蛋白浓度升高，游离雌二醇水平降低，干扰了反馈调节系统对黄体生成素的调节，最终发生月经紊乱。③托吡酯可引起癫痫患儿甲状腺激素 T_3 水平下降，儿童处于生长发育阶段，长期低甲状腺素水平可能影响神经元结构和功能，使认知功能受损。

而研究发现，拉莫三嗪能够逆转成年女性因使用丙戊酸钠而引起的激素改变，如减轻体重，降低身体质量指数、雄性激素水平以及可视的卵巢滤泡数量，改善空腹胰岛素及血脂水平，因此对于青春期及成年女性患者，可以用拉莫三嗪替代丙戊酸钠治疗。

89 抗癫痫西药会影响睡眠吗

　　抗癫痫药物可以减少癫痫发作，但也会对癫痫患儿的睡眠造成一定的影响，不同抗癫痫药物对睡眠结构的影响不同，而联合用药者较单药治疗者所出现的睡眠问题更多。传统抗癫痫药物中，苯二氮䓬类及苯巴比妥类药物可缩短入睡潜伏期，但同时也减少了快速动眼期（REM）睡眠时间；在急性治疗期间，卡马西平可减少REM睡眠时间；苯妥英钠可增加浅睡期，从而使睡眠质量降低；丙戊酸可导致睡眠呼吸障碍。新型抗癫痫药物中，拉莫三嗪对睡眠没有影响，加巴喷丁则可提高患儿的睡眠质量。非药物疗法中生酮饮食会使睡眠时间减少，但可提高难治性癫痫患儿的睡眠质量。

90 抗癫痫西药对骨骼有什么影响，需要补钙吗

早在 1968 年，Kruse 就报道了服用抗癫痫西药可能造成骨损害。这些损害表现为亚临床的骨代谢障碍、易摔跤、身材矮小、牙齿生长不全、佝偻病或骨质软化症，发生率为 30%～50%。严重者甚至可出现自发性骨折，骨折的发生率是正常人的 6 倍。如苯巴比妥、苯妥英钠、卡马西平，甚至一些新型抗癫痫药，如托吡酯、拉莫三嗪等可能刺激肝脏细胞色素酶 P_{450} 上调，抑制线粒体维生素 $D_3$25–羟化酶活性，继发代偿性血清甲状旁腺激素水平增高，使骨转移加快，骨质矿化缺陷，从而导致骨皮质形成障碍和骨软化症。此外，苯巴比妥和苯妥英钠还可能通过干扰维生素 A 的代谢，间接造成骨质破坏。丙戊酸钠不影响钙、磷的吸收，但可能通过影响肾小管功能，加速尿钙、磷的排泄。因此，癫痫患儿长期服用抗癫痫药时，有必要对骨代谢的生化指标及骨密度等相关指标进行监测，及时发现异常，必要时在医生的指导下补充维生素 D 和钙。

国内有研究证实，维生素 D 和钙联合服用比单纯补充钙剂，对增加骨密度、骨皮质厚度、改善结构力学和材料力学

性能及抗骨吸收能力，效果显著。但是，值得注意的是，由于钙剂会抑制抗癫痫药物的吸收，因此在同时服用这两种药物时应注意错开时间。除了药物治疗外，增加户外活动，增加负重性锻炼，也是防止和延缓抗癫痫药物引起骨损害的有效方法。

91 哪些癫痫患儿需要康复训练

当癫痫患儿伴有不同程度的智力及运动功能（如身体运动、精细动作、认知能力、语言能力和社交能力等）障碍时，应针对不同情况进行相应的康复训练，以改善功能障碍，提高患儿生活质量。

临床上癫痫伴发认知功能障碍的比率是相当高的，尤其是难治性癫痫。如难治性颞叶或额叶癫痫患儿思维迟缓，命名障碍，语言不流畅，执行能力、注意力及记忆力缺陷；癫痫手术治疗的患者中，44%的患者左侧半球切除术后记忆力下降，20%的患者右侧半球切除术后记忆力下降；而持续发作的颞叶癫痫患儿可表现出慢性认知障碍等。癫痫伴认知障碍的患儿应早期积极实施认知康复，如作业治疗、经颅磁刺激、心理治疗等，对改善认知功能具有重要的作用。

脑瘫合并癫痫患儿具有严重的运动功能障碍及语言、认知等障碍，临床常采用综合康复治疗，如运动疗法、语言训练、推拿、按摩、针灸、经颅磁刺激、作业疗法等，可以有效地降低伤残率，提高患儿生活质量。

获得性癫痫性失语患儿，起病年龄偏小，发现越晚，治疗开始越迟，语言功能就越难恢复，而且语言障碍对患儿日后的心理发育和社会适应性影响较大。因此，积极的语言康复训练、特殊的心理治疗、不间断的综合性训练对改善失语的严重程度、恢复语言功能、减轻语言缺陷的后遗症等至关重要。

哪些癫痫应该进行外科手术

　　目前癫痫手术的适应证尚不统一，可以参考以下几点：①难治性癫痫，在经过规范使用2～3种合适的抗癫痫药物，治疗1～2年后，发作仍难以控制者；②已经明确癫痫发作的起源区，即致痫区；③考虑术后不会引起重要功能的缺失；④家长积极配合治疗，有强烈要求手术的意愿。

93　生酮饮食是什么

　　生酮饮食是指包括高脂、低碳水化合物和适当蛋白质的饮食，由85%的脂肪、10%的蛋白质和5%的碳水化合物组成。由于含有的碳水化合物很少，因此生酮饮食是刺激身体的饥饿代谢模式，即当一个禁食的人燃烧尽体内储存的葡萄糖时，他的身体就开始燃烧体内储存的脂肪。而当体内有大量酮体存在的时候，癫痫发作次数就会减少，甚至可以完全控制发作。这一疗法用于治疗儿童难治性癫痫已有10年的历史，虽然其抗癫痫的机制目前还不清楚，但是其有效性和安全性已经得到认可。生酮饮食主要适用于儿童难治性癫痫、葡萄糖转运体Ⅰ缺陷症、丙酮酸脱氢酶缺乏症，但是患有脂肪酸转运和氧化障碍的患者忌用此法。

　　国际上对生酮饮食的配方并没有统一的认识，常用的有传统生酮饮食（也称为长链甘油三酯饮食，LCT）、中链甘油三酯饮食（MCT）、改良的Atkins生酮饮食（MAD）等。目前最常用、疗效最佳的，仍然是LCT。LCT的生酮比例，即所有摄入食物中的脂肪∶（蛋白质＋碳水化合物）为4∶1，也就是90%的热量来源于脂肪，尤其是开始的3个月，最好保持这个比例，以后可以酌情放宽到3∶1。热量一般限制在同龄儿童推荐热量的80%～90%。既往对于使用这种饮食疗法的患儿，摄入的液体量被限制在日常需要的90%以下。MAD对于热量及液量的限制更宽松一些，仅严格控制碳水化合物，因而耐受性更好。目前一些研究证明，其长期疗效与LCT并无显著差异，所以使用的也越来越多。患儿的食谱需要家长在医生和营养师的指导下制定。生酮饮食食谱的制定包括确定每千克体重的热量、制定生酮比例和液体分配等。一般来讲，儿童必须接近理想体重才能够保证最强的酮体状态，从而使这种方法获得最好的效果。对于婴儿，目前已经有符合生酮饮食原则、满足患儿需要的成品奶制品，可根据患儿年龄和体重在医生的指导下应用。还要特别注意很多隐含的碳水化合物，比如各种药品辅料中含有的碳水化合物等。

94 神经调控是什么

　　神经调控是指利用植入性和非植入性技术，依靠调节电活动或化学递质的手段，来控制或减少癫痫发作的一种治疗手段。神经调控是一门新兴学科，相对于切除性手术而言，它重点强调的是调控，也就是说该手术过程是可逆的，治疗参数可以体外调整，创伤性较小。目前癫痫常用的神经调控手术有迷走神经刺激术、脑深部电刺激术、反应式神经电刺激术、颅磁刺激及微量泵的植入技术等。

如何判断癫痫患儿的预后

影响癫痫预后的因素包括自然病史、病因、病情和治疗情况。总体来说，大多数癫痫患儿经过抗癫痫药物的治疗，一般预后较好，约2/3的患儿可成功控制发作，随后缓慢减药，部分患儿可完全停药仍长期无复发。影响癫痫预后主要的因素有以下方面：

（1）病因方面：在儿童癫痫中，能找到明确癫痫病因的患儿一般预后较差，这些患儿多存在脑部基础疾病。另外，癫痫早期发作频率、首次发作后6个月内再发次数、脑电图是否有局灶慢波或癫痫样波、是否有全身强直–阵挛性发作等也是影响癫痫预后的因素。

（2）病情方面：药物治疗的效果在很大程度上取决于诊断的准确性，尤其是发作类型的确认，因为这是选择合适药物的主要依据。

①良性癫痫预后很好，包括儿童良性部分性癫痫（如儿童良性癫痫伴中央颞区棘波/儿童良性枕叶癫痫），婴儿良性肌阵挛癫痫，新生儿良性发作等，占20%～30%。

②儿童失神癫痫、仅有全面强直–阵挛性发作的癫痫、某些局灶性癫痫等，发作易控制，有自发缓解的可能性。预

后较好，占30%～40%。

③青少年肌阵挛癫痫、大多隐源性或症状性部分性癫痫，虽然发作易控制，但停药易复发，有药物依赖性，占10%～20%。

④各种癫痫性脑病、进行性肌阵挛癫痫、某些隐源性或症状性部分性癫痫，药物治疗效果不好，甚至出现进行性精神神经功能衰退，预后不良，占20%。

（3）治疗情况：对于新诊断的癫痫，如果正确选用1种抗癫痫药物，有60%～70%的患儿可以控制发作。若单药治疗效果不佳，可联合用药，但仍有20%～30%的癫痫患儿发作控制不理想。有研究显示，使用1种单药治疗后，47%的癫痫患者可控制发作；若发作未能控制，联合使用第2种及第3种抗癫痫西药时，仅有13%和1%可达到控制发作。

调护篇

96 癫痫患儿就诊需要携带哪些资料

　　到医院就诊时，应带齐所有既往就诊的资料，例如既往看病的病历本、脑电图检查的图形和报告单、头颅MRI及CT的片子和报告单以及所有跟癫痫相关的化验单。所有的资料最好按照时间的先后顺序排列好，以便医生查询。如果家长在患儿患病期间有自己的记录本，也应该带着，最好能够按时间顺序整理一份患儿的发作情况和用药情况的书面材料。看病前罗列好想问的问题，以免在叙述病情的过程中遗忘。

97 为什么要记录癫痫日记

医生很少能在患儿就诊时观察到他们癫痫发作，往往是根据患儿自诉或家长的描述来进行判断。因此，通过癫痫日记对癫痫发作的形式和频率进行较为精确的记录，为医生制定和调整治疗方案提供依据，还有利于评估治疗的效果。

癫痫日记需要记什么

（1）患儿发作，首先要留意有无发作先兆，例如患儿开始抽搐前有无头晕、乏力，有无幻觉或错觉，有无情感反应并注意其表现。还要记录有无引起患儿发作的可疑诱因，例如有没有进食特殊的食物或参与特殊事件等。

（2）抽搐发生在双侧肢体还是单侧，从哪一侧肢体开始，哪一侧或哪一部位的肢体出现抽搐，肢体有无僵硬，持续多长时间，发作时头、眼睛、面色如何，神志是否清楚，发作中是否呼之不应，有无唇舌咬伤（口中吐血沫），有无跌伤或碰伤，有无流口水，有无大小便失禁。还要记录发作如何缓解，发作前后患儿的语言和反应是否有异常，以及缓解后有无其他的异常情况。

（3）注意患儿发作的时间、地点。发作是在白天还是晚上，夜晚发作是否处在睡眠中，刚入睡还是下半夜或清晨刚醒来，是在有人的场合发作，还是在无人的场合发作。

（4）突然跌倒，意识丧失，不发生抽搐的患者，应注意倒地前是站立位还是坐位，是慢慢倒地还是突然摔向地面，发作是餐后还是饥饿状态，是否伴有面色苍白、四肢湿冷，全身是僵硬还是软弱无力。

（5）低年龄患儿抽搐前有无发热，学龄儿童有无突然发呆或愣神（10秒内），同时有无伴随眼皮跳动，身体倾倒或全身抖动。

（6）要记录癫痫患儿服用药物的剂量，以及服药期间有无不良反应。若多药联合治疗时，要记录好每种药物的起始和中止用药时间。

（7）癫痫患儿做过的各类辅助检查，如颅脑MRI、颅脑CT、脑电图、肝肾功能等，要记录检查时间以及检查结果，并保留各类检查的化验单。

（8）发作控制较好，治疗期间没有发作的癫痫患儿，也要记录未发作的时间长短、基本情况，以及这期间患儿罹患其他疾病的简单病史。

（9）家长还要留意患儿在患病期间的体重变化是否正常，情绪变化是否正常，饮食、睡眠和大小便是否正常等。

（10）家长要记录婴儿的生长发育情况，如吃奶、追物、抓、翻身、发声情况以及囟门是否闭合等；对于病程较长、长期服药的癫痫患儿，家长还要注意观察患儿的语言、运动、情志等各方面是否有异常。

如果有条件，最好将孩子发作时的情况用手机拍摄下来，给医生查看，比转述更真实、准确，对诊断治疗也更有帮助。

治疗癫痫的过程中，患儿及家长应如何配合医生提高疗效

患儿在接受药物治疗后，必须严格按照医生的建议每天规律服药，必须保证治疗期间的每天、每餐都不能漏服药物，坚持规律服药是治疗成功的关键。有些患儿在服用药物数天或2～3个月后未再出现发作，家长感觉病已经好了，就擅自减停药物；有些患儿在发作较轻时自行减少药量，发作加重时再加量服药；还有些患儿只在发作出现后才服药1～2次，平时根本不规律服药。这些都是错误的做法，药量不够或血药浓度波动太大均不能有效地控制癫痫发作。

除了保证规律服药外，患儿和家长还应关注可能出现的药物副作用。众所周知，"是药三分毒"，抗癫痫药物也不例外。服药后，患儿可能出现头晕、头痛、皮疹等副作用，有些药物在长期服用过程中还可能造成脏器功能的损伤，因而需要定期检测肝肾功能、血常规等指标。

在缺少睡眠、过度精神紧张或劳累、饮用咖啡、饮酒及发热等情况下，癫痫发作常会加重，所以平时应该注意避免这些诱因。在治疗过程中，建议患儿和家长主动加强相关

知识的学习，了解患儿所患癫痫的类型及所用药物的常见副作用等方面的知识。可以把平时遇到的问题记录在纸上，就诊时向医生询问。为了防止遗忘，最好将医生的建议记录下来，以便日后翻看。

100 如何避免癫痫发作的诱因

当今时代，日常生活丰富多彩，不可避免地给癫痫患儿带来更多可能的诱发因素。例如，幼儿多喜欢长时间观看动画片，学龄期儿童则喜欢用游戏机玩刺激的游戏，青少年会有更多机会接触喝酒、唱歌、跳舞等娱乐项目。这些声、光、电刺激会对患儿的发作造成不利影响，精神紧张、疲劳也会加重发作，加之儿童的自控能力相对较差。因此，家长如何帮助患儿避免日常生活中的诱因成为重中之重，需要做好以下几项：

（1）癫痫发作一般都有诱因，家长要尽量避免患儿接触强烈的声、光、电刺激，不去游戏厅、舞厅等灯光闪烁、声音嘈杂的场所。

（2）患儿外出活动一定要有家人陪伴，避免参加太过刺激、惊险的项目，如过山车、蹦极等。

（3）外出时一定要给患儿带足量的药物，并坚持按时按量服用。

（4）情绪因素也可诱发癫痫，所以应使家庭氛围保持温馨和睦，患儿心情舒畅、心态平和，从而减少癫痫发作次数。

（5）帮助患儿培养规律的生活作息习惯，避免患儿过度疲劳或睡眠不足。饮食切记不要过饱过饥，避免食用刺激性食物，尤其不要饮酒。

101 碰到孩子抽风怎么办

　　无论家长还是路人，当碰到孩子抽风（癫痫发作），要将他扶住避免摔伤，立即使患儿平躺，头偏向一侧，解开衣领，让他嘴里的唾液顺利流出来，避免唾液被吸入气管阻碍呼吸，同时按压水沟穴（位于人中）和合谷穴，可能有助于终止癫痫发作。如患儿出现全身强直-阵挛性发作，切勿用力按压躯干或肢体，以防出现骨折。简单处理后，应立即就近送到医院治疗或找来医生诊治。若没有条件，也不必太过惊慌，因为无论是癫痫大发作还是热性惊厥，大都在几分钟之内即可自行停止并逐渐恢复神志。

102 癫痫患儿日常生活中应注意什么

（1）尽量避免患儿感冒或减少患儿感冒的次数，尤其对于发热的患儿更应重视，做到尽早治疗，防止体温继续上升。

（2）尽量避免患儿过度疲劳，如运动量过大或是学习压力过大。很多家长本着"望子成龙，望女成凤"的心态，让孩子参加很多课外补习班及技能班，导致患儿过度劳累而诱发癫痫。建议家长可以根据患儿的兴趣爱好选择其喜欢的项目，切忌勉强孩子，给患儿增加过多的心理负担。同时，对于已经上学的患儿，平日应当多给予鼓励，切忌一味地用高分政策，给孩子过大压力，尤其是对于毕业班面临升学的患儿，更应当重视生活调护，做到劳逸结合，保证睡眠充足，不要熬夜等。

（3）一旦接受正规的抗癫痫治疗，一定要规律、长期用药，切忌漏服药物、自行停服药物、自行减少药量或改变服药时间等。对于较小的患儿，服药依从性相对较差，因此要求家长一定要做好监督工作。

（4）近年，随着人们生活水平的提高以及电脑游戏的普及，很多患儿，尤其是男孩，在发病前大多有连续长时间玩电脑游戏的经历。可能是孩子玩游戏时，眼睛距离荧光屏过近，大脑高度紧张，视觉刺激伴随脑血流异常，从而诱发癫痫。因此，无论有无癫痫史的儿童，玩电脑游戏都应有所节制，时间不宜过长。对于高危人群及已经确诊的患儿，一定要做到尽量不玩电脑游戏。

（5）尽可能为患儿营造一个良好的生活环境，使其心态放松，情绪上不要有过大的波动，如过于激动、紧张、抑郁等都可能诱发癫痫。同时家长对患儿不要过于严厉，当然也不能放任不管，而是要掌握好方法，做好心理疏导，尽量不要打骂孩子。

（6）在饮食方面，应保证患儿饮食卫生、食量适度，不要过饱过饥，减少腹泻发生的次数；避免大量饮酒、浓茶、咖啡，进食巧克力、牛羊肉、无鳞鱼等。

癫痫患儿需要营养、饮食指导吗

癫痫患儿一般不需要特殊饮食，但应养成良好的生活规律和饮食习惯，保证合理的营养。在日常生活中，饮食原则上与常人无异，尽可能做到食品多样化，多吃富有营养、易于消化的食物，需注意如下几个方面：

（1）注意饮食有节，避免过饥过饱、暴饮暴食。一次食用大量甜食后，大量糖分进入血液，会激发胰腺分泌过多的胰岛素，加速葡萄糖的代谢，血糖水平先高后低，波动很大，会诱发癫痫；饥饿会使血糖降低，而血糖降低往往诱发癫痫；暴饮暴食会令胃部过度紧张，阻遏中焦脾胃气化功能，也易诱发癫痫；患者腹胀、呕吐，大量丢失体液后，应及时补充水和电解质，以维持水和电解质的平衡，避免诱发癫痫。

（2）要控制水和盐的摄入，不要一次性过度饮水和食用含盐量过高的食物。近年有研究表明，癫痫发作是从脑中心-间脑这个部位开始的，刺激间脑即可引起癫痫发作。间脑是人体水液的调节中枢，大量的液体和盐分进入体内，会加重间脑负担，从而导致癫痫发作。此外，平时可多吃酸性食物，科学研究表明，碱性食物能诱发癫痫，酸性食物则能抑制癫痫发作（指原发性癫痫）。酸性食物提供给人体丰富的维生素 B_6 等，有利于神经递质的合成，特别是对于存在一些神经递质缺乏的原发性癫痫患者，可以减少癫痫的发作。因此，患者平时宜多吃花生、核桃、猪肉、鱼、虾、蛋类等。

（3）多食粗粮、蔬菜水果、鱼、虾、蛋、奶及富含维生素 B_6、维生素 K、钙、镁等元素的食物，少吃油煎、肥腻的食物，同时限制钾的摄入量。

（4）少吃一些膏粱肥厚的食品，鹅肉、羊肉更应少吃。一些刺激性很大的食物，如辣椒、葱、蒜，也应少吃，否则不利于疾病的康复。

（5）少喝浓茶、咖啡、可乐等具有兴奋和刺激性的饮料，因其含有中枢兴奋性物质，使抗发作能力降低，可能会诱发癫痫。

（6）禁烟酒。烟酒可使神经兴奋性增高，诱发癫痫。酒和癫痫发作有明显关系，长期大量饮酒可直接导致酒精中毒性癫痫。因此，癫痫患者应绝对禁止喝酒，以免影响疾病康复。临床上因饮酒或摄入其他刺激性物质而诱发或加重癫痫的教训有很多，应引以为戒。香烟中的尼古丁对脑血管的舒缩有明显的影响，同样可诱发癫痫，故癫痫患者不能吸烟。

癫痫较为难治，早期正确诊断、及时合理治疗是关键，合理饮食对减少发作次数可以起到一定的辅助作用。

104 癫痫患儿感冒发热后该怎么办

感冒是日常生活中最常见的疾病，虽然是小病，但对于癫痫患儿来说，如果患了感冒，尤其伴有发热症状，应引起充分重视。

（1）外感发热是癫痫常见的诱发因素之一。尤其婴幼儿，或者由热性惊厥转化而来的癫痫，外感发热是诱发癫痫的主要因素，因此应积极有效地尽快进行退热处理，必要时，在原有抗癫痫治疗的基础上，短程加用镇静止痉药物。

（2）感冒药的选择应慎重，因有些西药感冒药中含咖啡因等兴奋剂成分，容易导致脑细胞兴奋，引起癫痫发作，因此，尽量避免选用含此类成分的西药感冒药。辨证选择中成药治疗感冒安全可靠，较西药有突出的优势。建议可选择治疗感冒夹惊的中成药，既能疏风解表散邪，还能镇惊止痉，如紫雪散、儿童回春颗粒、小儿金丹丸等。

（3）对于正在服用中药汤剂的患儿，若服药期间出现感冒发热，建议及时找医生调整处方用药。

（4）若是流行性感冒引起的发热，由于起病急、热势高，且病情发展快，尤其儿童容易出现肺炎、脑炎等严重并发症，更容易诱发或加重癫痫，因此更应及时有效地处理。

（5）临床有热性感染相关性癫痫综合征患儿，一般好发于2~17岁，平均发病年龄8岁，发病前神经发育正常，96%的患儿癫痫发作前有发热史，多为非特异性的上呼吸道感染。首次癫痫发作出现在发热后的2周内，发作后在24小时内迅速恶化为癫痫持续状态，且发作频繁，每天达数十次至数百次。急性期表现为复杂部分性发作及泛化全面发作，慢性期表现为难治性部分性癫痫、认知减退和运动功能障碍。多种抗癫痫药物对此类型无效，患儿死亡率高，预后差。

癫痫患儿能注射疫苗吗

　　癫痫患儿进行预防接种需注意疫苗的全身反应及对中枢神经系统产生的影响，如接种百白破疫苗可能发生高热而引起癫痫发作，因此，癫痫患儿在预防接种前应评估疫苗对人体带来的利是否大于弊。流脑疫苗生产工艺较成熟，发生不良反应的情况较少，若患儿癫痫控制理想、脑电图无异常可以考虑接种。

　　癫痫患儿在以下状况不适合接种疫苗：

　　（1）癫痫发作未完全控制，或存在不明原因的进行性脑病，应推迟或取消接种。

　　（2）患儿有免疫缺陷病者，禁用减毒疫苗。

　　（3）继续接种疫苗的绝对禁忌证：①疫苗第1次接种后7日内出现脑病。②疫苗接种后3日内抽搐发作。③疫苗接种后2日内持续3小时或更长时间的难以制止的啼哭。④疫苗接种后48小时内出现休克样反应状态。⑤疫苗接种后48小时内出现40.5℃高热。⑥疫苗接种即刻发生过敏反应。

注射疫苗会诱发癫痫吗

癫痫长期反复发作可严重危害患儿的认知功能和运动发育，直接影响疗效及预后，对患儿家庭及生活带来沉重的压力。

（1）接种疫苗有助于预防发生感染性疾病，可防止进一步加重脑损伤，因此从某种角度来说对控制癫痫发作是有益的。有研究认为接种疫苗不会引起无热惊厥和癫痫，癫痫儿童接种疫苗发生的不良反应也未增加，癫痫儿童接种疫苗没有禁忌。

（2）文献报道，婴幼儿有癫痫史或有癫痫家族史，在接种全细胞百日咳疫苗或含麻疹疫苗成分的疫苗后，发生癫痫的危险性升高。目前，国内已使用无细胞百日咳疫苗，使癫痫发作大为减少。

（3）部分婴儿在癫痫发作时伴有的神经系统进行性病变是否与接种百日咳疫苗有关，目前在病因学上难以判断。因此对于有癫痫史的婴幼儿，建议推迟百日咳疫苗的接种时间，直到排除进行性神经疾病或者癫痫的病因已经诊断清楚。

（4）虽然部分癫痫患者接种疫苗存在诱发癫痫的风险，但一般不影响患者的远期预后。因此，不应简单地将癫痫列为所有疫苗接种的禁忌证。

癫痫患儿及家长在安全方面应该注意哪些问题

癫痫发作的时间和地点不可预测，为了避免不必要的损伤，在安全方面应注意以下几点：

（1）卧室：选择宽且低的床具，在地板上放置软地毯。

（2）起居室：明火及炉灶周围加围挡，暖气片加罩；家具应无锐利的边角；低处的玻璃使用"不碎玻璃"。

（3）厨房：煤气或电炉用围挡保护，最好用微波炉做饭，刀具及热水应放置于安全处。

（4）浴室：患儿洗澡前必须告诉家人，避免单独一个人洗澡；淋浴相对安全，水不能过热；洗澡间的门应该向外打开，这样在患者意外跌倒时不至于把门堵死。

（5）交通工具：发作控制好的患儿与常人无异，活动性癫痫患儿应避免在繁华的街道上骑自行车；在未控制发作前不应驾驶汽车（很多国家有法律明文规定）。

（6）游泳：大多数致死性意外发生在水中，如浴池、水库、池塘等，所以不要在自然水域游泳，更不要单独游泳。

108 癫痫患儿外出游玩时应注意什么？如果患儿发作，应怎样避免危险及意外的产生

癫痫患儿外出游玩时应注意以下几点：

（1）癫痫患儿在发作没有完全控制之前，最好不要外出旅游。发作控制良好的癫痫患儿可以外出旅游，但最好在懂得护理知识的家长的陪伴下外出。

（2）外出时带足常服的抗癫痫药，以防突然发作。旅游期间必须保证按时按量服药，如果偶然漏服，下次服药也应及时补上。

（3）注意劳逸结合，保证充足睡眠，不可过度疲劳，也不可过饱过饥、过量饮水。

（4）病情加重时，避免游水、玩过山车或蹦极等危险性活动，以免诱发癫痫病的发作。

（5）外出时一定要随身携带癫痫治疗卡，以方便急救和及时与家人取得联系。

当发现患儿出现发作先兆时，应迅速让患儿平卧于床上，或就近躺在平坦的地方。即使来不及做上述安排，发现患儿要倒地时，应立即扶着患儿，顺势让其倒下，防止突然摔倒造成的损伤。要保护好舌头，抢在发作之前，将缠有纱

布的压板置于患儿上下磨牙之间，以免咬伤舌头；若发作之前未能放入，待患儿强直期张口时再放入，阵挛期不要强行放入，以免伤到患儿。癫痫大发作时，患儿呼吸道分泌物较多，易造成呼吸道阻塞或吸入性肺炎，故发作期使患儿平卧，松开衣领，保持呼吸道通畅，头转向一侧，以利于呼吸道分泌物及呕吐物排出，防止异物流入气管引起呛咳窒息。癫痫大发作抽搐停止后，患儿要过一段时间才能恢复正常，这段时间为几分钟到几个小时不等，有些患儿处于昏睡状态，如患儿心跳、呼吸正常，让其舒适、安静入睡即可。

癫痫患儿可以游泳吗

　　因为癫痫发作有可能在游泳时发生，所以最好不要进行此项活动。如要游泳一定要有家长的陪伴和保护。癫痫发作本身一般并不危及生命，死亡大多数发生在因发作而造成的意外事故中。

癫痫患儿节假日期间应注意什么

（1）规律服用抗癫痫药物：不要擅自改变平时服用的药物及服用药物的方式。患儿体内已经形成稳定的药物浓度，所以应该坚持规律地服用药物，否则可能因为药物浓度的变化而引起发作。

（2）忌饮食无节制：节日里，美味佳肴丰盛可口，大鱼大肉类的食物有很多。若过量进食会刺激胰腺大量分泌胰液，大量饮酒易刺激脑神经异常放电，均会导致突发性癫痫。

（3）忌凉：暑假期间，很多人喜欢开着空调聚在一起吃饭，吃饭时很容易出汗，有些朋友会把衣服脱了，这样很容易感冒。对于癫痫患儿而言，感冒是件很麻烦的事，而且发热也容易诱发癫痫。

（4）忌抽烟饮酒：节假日期间，家庭、同学等聚会往往少不了抽烟饮酒。多种癫痫药物在患者体内已经达到一个有效的安全剂量范围，饮酒会加速药物在肝内的代谢速度，药物的有效浓度就会降低，可能导致癫痫发作。此外，酒精会直接损伤肝细胞，癫痫患者饮酒容易酒精中毒，在酒精的刺激下，大脑容易异常放电，从而导致癫痫发作。抽烟会使血液黏度和血小板聚集性增加，并能抑制纤维蛋白的溶解，使血液处于高凝状态，从而使症状加重。

（5）忌熬夜、过度劳累：癫痫患儿的睡眠结构已经存在紊乱的倾向，尤其是刚入睡的睡眠1期和2期，容易出现癫痫发作。如果长时间不睡觉，会延长睡眠1期和2期的时间，从而增加癫痫发作的概率。我国民间有除夕之夜"守岁"的习俗，或者看春节联欢晚会，或整夜玩游戏，这样熬夜容易疲劳，易引起癫痫发作。

（6）避免情绪波动太大：癫痫患儿常表现为精神抑郁或兴奋。节日里，癫痫患儿若是非常思念远方的亲人或是与亲朋好友相聚时，情绪波动较大，易导致气血逆乱，使病情恶化。尽可能不要出现太大的情绪波动，保持平常心。

（7）忌聚会热闹：春节期间，大家都喜欢走亲访友，但癫痫患儿最好不要到处走动。保持周围环境安静，避免过于吵闹，还可避免意外事故的发生。

（8）忌长时间地静坐：长时间静止在一个位置，下肢会肿胀。消化能力下降，尤其是平时消化不好的患儿，容易出现胃肠功能紊乱，所以应适当运动。

（9）打电子游戏、看电视时间不宜过长；有偏头痛病史的患儿不要看强光和闪光。

（10）有时间可做体检：定期检查肝肾功能和血常规，及时发现有无药物的副作用。

111 不同年龄阶段的癫痫患儿及家长应该注意什么

青春期，癫痫患儿容易出现发作或加重，也有一些患儿会出现嗜睡和写作业困难。因此对于临近青春期的癫痫患儿，要适当增加检查的频率，以防药量过少或过多。另外，一般不选择在青春期减停抗癫痫药，可以适当延长服药时间，至发育相对稳定时再减停药。

生理期，女性癫痫患者的发作次数可能会增多，因为女性体内的雌激素会增加发作的敏感性，而孕激素可以增强抑制性神经递质的活性，使神经细胞的兴奋性下降，从而起到抑制发作的作用。从月经前期开始，女性体内的孕激素水平下降，雌激素和孕激素的比值逐渐上升，所以此阶段为癫痫发作的高峰期；月经来潮后10天，孕激素水平达到高峰，雌激素和孕激素的比值下降，故此阶段为发作的低峰期。

不同年龄阶段的孩子受影响的因素不同，家长应根据孩子在不同年龄阶段的特点及喜好，尽量避免相关的诱发因素，以减少癫痫发作。如婴儿应避免突然的巨响刺激；幼儿应避免过度惊吓；学龄期儿童应注意养成良好的生活及学习习惯，避免熬夜、压力过大、精神紧张；大龄儿童应避免聚会时暴饮暴食、情绪激动或过度玩乐等；各年龄阶段都应少玩电子游戏、看手机等。

另外，在服药方面，低龄儿童常由家长帮助喂服；大龄儿童虽能自己服药，但家长应当注意监督，以免患儿发生忘服、错服，或故意减药、弃药等行为，引起癫痫发作加重，或因服药不当引起严重后果。

112 癫痫对孩子的认知功能有影响吗

癫痫是否会对孩子的认知功能造成影响，是家长关注的问题之一。癫痫患儿的认知功能包括智力、记忆力、学习能力、注意力及思维能力等多方面，各种能力之间互有影响。儿童神经系统处于发育阶段，大脑尚不成熟，易受各种因素影响。癫痫患儿的认知功能除受环境及遗传因素影响外，主要受癫痫相关因素（发病年龄、发作程度、发作类型、脑电图改变及长期服用抗癫痫药物），以及社会心理因素（学校、家庭及患儿自身的心理行为状态）的影响。

需特别指出的是，社会心理因素影响患儿的认知功能，妨碍其学习潜能的发挥，影响其学习能力，从而使学习成绩下降。老师和家长对患儿的支持和关怀可减少或避免患儿的心理行为障碍，有利于疾病的康复。

113 控制癫痫发作的同时，怎样提高患儿的认知水平

　　提高癫痫患儿的认知水平，可以通过治疗与日常训练。在治疗中，由于某些抗癫痫药物对认知有损伤，所以可针对患儿发作的类型，尽量选择有效且对认知影响较小的药物；另外，可以充分发挥中医药对患儿认知功能改善的优势作用，选择中药/中西药结合治疗的方法。中医注重整体观念、辨证论治，许多中药如石菖蒲、郁金、远志等在抗痫的同时具有益肾填精、补脑益智的功效，对改善认知功能具有很好的作用。临床还可借助现代先进的康复手段来提高患儿的认知水平。在日常陪护中，家长要加强癫痫患儿相关认知能力的训练，例如鼓励其在可接受范围内完成读书、认字等学习任务，锻炼患儿的语言、思维能力，提高其认知水平。

114 癫痫会导致患儿精神心理的异常吗

　　癫痫患儿的精神问题发生率较高，如精神错乱，产生视听幻觉和强迫症等，还可能出现各种人格失调，如依赖、严厉、固执及情绪不稳定，其人格特点在某种程度上与发作相关。癫痫发作的突然性、反复性、不可预知性以及治疗的长期性，都给癫痫患儿带来了巨大的心理压力和伤害。癫痫患儿常常并发焦虑、抑郁，存在对癫痫发作的担忧、无助、烦躁甚至绝望，自我评价过低，心理适应能力较差。即使癫痫发作得到完全控制后，患儿的孤立感、社会隔绝感、自卑感和羞耻感等心理仍会长期存在。因此，家长及临床医生都应充分关注癫痫患儿的精神和心理健康，对精神心理异常早发现，早干预。

115 癫痫患儿如何保持一个良好、健康的心理状态

　　大部分家长一开始对患儿隐瞒其真实病情。但随着患儿年龄增长，医生和家长要主动向患儿介绍他们的病情以及对未来的影响，教会他们如何在日常生活中应对癫痫发作，保护自己的生命安全，化解由此带来的心理负担。要着重训练患儿自我管理的能力，如记日志、服药、定期随诊等，培养健康的生活方式，包括正确应对压力和应激、保证足够睡眠及合理调节自我情绪等。

116 癫痫真的是患儿取得人生成就的绊脚石吗

很多患儿为自己患有癫痫而苦恼，常感到抑郁，甚至出现轻生等负面情绪，但癫痫真的是患儿取得人生成就的绊脚石吗？历史上，很多伟人身患癫痫，但这并未阻碍他们勇攀人生高峰，获得众人的掌声。如亚历山大大帝是欧洲历史上伟大的军事家、政治家，虽然他是一名癫痫患者，但其卓越的丰功伟绩举世共睹。还有很多名人罹患癫痫，如古罗马帝国的恺撒大帝、法兰西第一帝国皇帝拿破仑、印象派画家梵高、诺贝尔奖的创立者诺贝尔、伊斯兰教的创始人穆罕默德、俄罗斯文学作品《罪与罚》的作者陀思妥耶夫斯基等。从古至今，帝王将相、画家、哲学家、文学家等，不乏有癫痫患者，但疾病没有影响他们取得成就。因此，患了癫痫的朋友不要放弃治疗，要对自己的病情有信心，大家不但能像正常人一样生活，也有机会取得不俗的成就。

癫痫患儿可以上学吗？面临升学的
癫痫患儿，我们应该如何应对

（1）大多数癫痫儿童可以正常上学。到学校上学对于
癫痫患儿来讲，除了可以学到各种知识外，更重要的是让他
们可以和其他孩子一起参加活动、建立友谊，让他们感到自
己和其他孩子是一样的，这些对于孩子全面健康发展尤为重
要。患儿在学校可能会面临一些问题，例如其他孩子会嘲笑
或孤立癫痫患儿，甚至有些家长还阻止自己的孩子与患儿一
起玩耍。如果这些是主要问题，患儿家长可以和学校沟通，
通过各种方法让其他孩子了解癫痫是什么，最终使他们能够
接受和帮助患儿。对于平时生活不能自理、智力发育障碍、
发作频率较高，尤其是合并严重神经系统疾病（如脑瘫）的
患儿，可以考虑进入特殊教育学校，如某些癫痫中心开办的
学校。

（2）部分癫痫患儿处于紧张的学习中，例如为了升学考
试，往往错过了诊治的最佳时机，这是很多癫痫患儿智力受
到严重损伤的原因之一。即使是孩子处于升学时期，家长也
要重视癫痫的治疗，可以向专科医生咨询如何合理安排用药
时间。但需要注意的是，这部分癫痫患儿往往由于学习压力
大、睡眠时间不足等导致发作频繁，故应注意劳逸结合，适

当给予一些心理疏导，合理安排学习时间，保证充足的休息时间。

（3）如果家长决定将孩子的病情告诉学校，与老师的有效沟通就显得尤为重要。

第一，应该事先告诉老师，患儿会有哪些发作类型，具体会有什么样的表现，发作时需要进行哪些急救，这样老师在孩子发作时就不会慌乱。

第二，请老师平时多注意孩子是否有发作，例如突然发呆、咂嘴、手或肢体反复做一种动作、抽搐等。如果发生这些，请老师及时告诉家长，以便家长准确掌握孩子在学校的发作情况。

第三，孩子早上服药后的副作用可能要到上课时才表现出来，因此请老师多注意观察患儿除发作外的异常表现，例如手抖、困倦、恶心、视物成双、走路不稳等。如果有这些症状，请老师及时告诉家长。这方面的信息是调整用药的重要依据。

第四，请老师像对待其他孩子那样对待患儿，不要给予特殊的照顾和安排。如果孩子在课堂上突然犯病，老师应该从容镇定面对。在很大程度上，老师的反应决定了其他孩子对癫痫的认识，老师从容的反应和必要的解释可以消除其他同学的迷惑及内心恐惧感，从而使同学们接受甚至帮助患儿，而不是孤立和嘲笑。

118 癫痫影响患儿的学业和就业吗

　　癫痫患儿只要没有严重的精神障碍和认知障碍，一般不会影响学习。有些孩子的学习问题是由发作本身引起的，发作可能会耽误孩子上课的效率，如频繁的失神发作使得大脑无法有效记住知识。有些则是由服用抗癫痫药物的副作用引起的，如头晕、困倦等影响患儿的学习效率。因此，当孩子出现学习障碍时，应该和医生及时沟通，采取恰当的方法改善孩子的学习成绩。

　　其次，家长应该提前规划孩子未来的职业问题。父母及学校可以根据孩子的实际情况、兴趣爱好来寻找职业信息，最终做出合理选择。一般而言，完全控制发作的患儿在选择职业方面并无特殊限制。如果发作控制不理想，选择某些职业则会受到一些影响。所以，最好在规划前咨询一下医生，就患儿的预后情况作出大致判断。对于那些既有癫痫又有发育障碍的患儿，未来求职的机会相对较少，往往需要来自家庭、学校、医疗机构乃至于社会各方面的帮助。

部分癫痫患儿为什么学习不好

（1）心理社会因素会影响癫痫患儿的认知功能，妨碍其学习潜能的发挥，影响其学习能力，从而使学习成绩下降。

（2）部分抗癫痫西药有中枢镇静的作用，使患儿出现嗜睡、困倦、注意力不集中或记忆力下降等不良反应，这些均能影响患儿的学习能力和成绩。

（3）癫痫患儿常合并多动症，出现注意力不集中、多动、冲动等表现，有的可伴有抽动症状，如身体多个部位不自主地抽动，或喉中有异常发声，从而影响患儿的学习，导致学习成绩下降。

120 对癫痫患儿学习、就业的建议

（1）学习方面：为了避免学习过度紧张、疲劳而诱发癫痫，建议家长和学校对癫痫患儿的学习不要要求过高，避免造成患儿过度紧张和疲劳。要根据他们过去的学习情况和身体的承受能力，制定合理的学习计划，量力而行。

（2）就业方面：由于癫痫发作时不分时间、地点，因此，癫痫患者需谨慎选择工作。癫痫患者不应选择的工作有飞机驾驶、机动车驾驶、高空作业、近水作业、重型机械作业、电工、消防作业，或者直接接触强酸、强碱、剧毒物品等有危险的工作，特别是不宜选择癫痫发作时可能危害他人健康的职业，如外科医生、消防队员、警察及海路机构的救护人员等。各种兵种都严禁癫痫患者入伍。因此，癫痫患者须慎重选择适合自己的职业，以免造成不必要的麻烦。

121 癫痫患者可以婚育吗

　　一般的癫痫患者在发作间期与正常人一样，不但能正常地工作和学习，还能结婚生子。一般情况下，如病情控制良好，抗癫痫药物已按最低量维持治疗或已停药，便可以结婚，但应避免精神高度亢奋、过度劳累和漏服药物。若药物控制不理想、发作仍然频繁的癫痫患者暂时不要结婚，待病情基本控制后，再考虑结婚。一般来说，癫痫患者的子女有5%的概率发生癫痫，因此癫痫患者是可以生育的。但从优生学的角度来讲，癫痫患者的结婚对象不宜选择家族中有癫痫或高热惊厥史的人，以减少遗传因素对后代的影响。癫痫患者应在病情稳定、发作基本控制、药量减少到安全剂量的前提下，在医生的指导下生育；癫痫尚未控制，而且频繁发作，并正处在服药治疗期间，应采取有效的避孕措施，以避免孕育出畸形胎儿，给家庭及社会带来沉重负担。癫痫患者结婚后仍要长期坚持服药，保持规律而健康的生活作息。

　　女性癫痫患者在备孕前要遵医嘱，根据具体情况调整用药；妊娠后要定期产检，怀孕16～20周应对胎儿进行详细的超声检查，及时发现可能存在的畸形；分娩时需由产科医生和癫痫专科医生共同诊疗，大部分患者能正常分娩；抗癫痫药物可以通过乳汁分泌，但乳汁中的药物浓度较低，对绝大多数服用抗癫痫药物的孕妇来说，哺乳是相对安全的，但仍需观察婴儿的不良反应。

122 癫痫会影响患儿的寿命吗

　　一般来说，癫痫并不影响寿命的长短，癫痫发作很少会导致患者死亡，只有严重的癫痫持续状态可能引起患者死亡。服用抗癫痫药物后可能产生不良反应，大部分的不良反应是轻微的，极少会危及生命。但是，癫痫发作时引起的意外伤害并不少见，发作时的窒息以及发作时引起的骨折、脱臼等也有一定的危险性。有些癫痫患者突然发作时，所处的环境、周围的事物是不能选择的，所以家长要特别重视对患儿日常生活的陪护，尽量避免癫痫发作时因为意外而引发伤亡。

123 面对癫痫儿童，家长应如何正确对待

首先，家长应该调整好自己的心态。调查研究显示，癫痫患儿家长存在诸多心理问题，如适应性障碍、焦虑、抑郁、人际关系紧张等。子女患病对家长来说是较大的应激事件，而社会的偏见和歧视使家长承受着较大的心理压力。他们对子女的前途担心，会产生内疚、绝望、失败感，对癫痫相关知识的缺乏容易产生焦虑、抑郁情绪，面对患儿发作感到恐惧、孤独、茫然、失眠、紧张、害怕，他们担心子女不能治愈，遗传后代，担心病情加重，影响智力等。家长的这些不良情绪和行为会进一步导致家庭气氛紧张，严重影响患儿的心理及行为，这种影响甚至要远大于疾病本身。因此，癫痫患儿家长应正确面对现实，加强有关癫痫疾病知识的学习，调整心态，以积极、健康的情绪，耐心、细致地照顾患儿，用典型的事例鼓励患儿，增强孩子战胜疾病的信心。同时，积极配合医生，制定并实施治疗计划，督促患儿坚持用药、定期复查，从而控制癫痫的发作，提高患儿的生活质量，降低病残率。随着医疗水平的提高，癫痫的治愈率越来越高，癫痫已经不再是不可治愈的顽固性疾病。只要调整好心态，针对病情科学就诊，坚持专业的治疗方案，相信一定能战胜癫痫。